国际亚太血型与基因组学协会　组织翻译

免疫血液学
分子检测标准

主　译　高宏军　赵桐茂

副主译　李淑萍　林甲进　吴昌松

人民卫生出版社
·北　京·

图书在版编目（CIP）数据

免疫血液学分子检测标准/美国血液与生物治疗促进会原著；高宏军，赵桐茂主译 . —北京：人民卫生出版社，2023.1（2024.8 重印）

ISBN 978–7–117–34409–8

Ⅰ.①免… Ⅱ.①美… ②高… ③赵… Ⅲ.①免疫学–血液检查–标准 Ⅳ.①R446.6–65

中国国家版本馆 CIP 数据核字（2023）第 019551 号

人卫智网	www.ipmph.com	医学教育、学术、考试、健康，购书智慧智能综合服务平台
人卫官网	www.pmph.com	人卫官方资讯发布平台

免疫血液学分子检测标准

Mianyi Xueyexue Fenzi Jiance Biaozhun

主　　译：高宏军　　赵桐茂
出版发行：人民卫生出版社（中继线 010-59780011）
地　　址：北京市朝阳区潘家园南里 19 号
邮　　编：100021
E - mail：pmph @ pmph.com
购书热线：010-59787592　010-59787584　010-65264830
印　　刷：北京建宏印刷有限公司
经　　销：新华书店
开　　本：787 × 1092　1/16　　印张：13
字　　数：316 千字
版　　次：2023 年 1 月第 1 版
印　　次：2024 年 8 月第 2 次印刷
标准书号：ISBN 978-7-117-34409-8
定　　价：80.00 元

打击盗版举报电话：010-59787491　E-mail：WQ @ pmph.com
质量问题联系电话：010-59787234　E-mail：zhiliang @ pmph.com
数字融合服务电话：4001118166　　E-mail：zengzhi @ pmph.com

译 者 名 单

（以姓氏汉语拼音为序）

安海莲	延边大学附属医院	邵智利	河北省儿童医院
卞茂红	安徽医科大学第一附属医院	孙海霞	鄂尔多斯市中心医院
曹雅青	天津市胸科医院	唐长玖	江西省人民医院
陈　静	河北医科大学第三医院	汪　辉	哈尔滨医科大学附属第二医院
陈善昌	贺州市人民医院	王丽莉	新疆医科大学第五附属医院
傅　强	南京红十字血液中心	王晓宁	吉林大学第一医院
高宏军	江阴市力博医药生物技术研究所	吴昌松	黔南布依族苗族自治州人民医院
何　屹	四川省人民医院	谢　珏	浙江大学医学院附属第一医院
贺雪花	山西白求恩医院	谢作听	温州医科大学附属第一医院
胡俊华	北京医院	许丽影	吉林市中心医院
黎海澜	广西壮族自治区人民医院	许志远	北京市红十字血液中心
李淑萍	首都医科大学附属北京同仁医院	薛　阳	贵阳市妇幼保健院
李喜莹	中国医学科学院肿瘤医院	杨　斌	中山大学附属第五医院
李小飞	首都医科大学附属北京友谊医院	杨　眉	贵州省人民医院
李毅坚	佛山市南海区人民医院	杨江存	陕西省人民医院
林甲进	温州医科大学附属第二医院	曾　选	江西省妇幼保健院
刘春霞	兰州大学第一医院	查占山	海军军医大学第一附属医院
刘燕明	北京医院	张　婵	云南省第一人民医院
刘志伟	浙江大学医学院附属邵逸夫医院	张　珂	四川省肿瘤医院
马　娜	云南省肿瘤医院	张　群	天津市人民医院
马曙轩	首都医科大学附属北京儿童医院	张冬霞	吉林省肿瘤医院
马现君	山东大学齐鲁医院	张晓萍	甘肃省人民医院
乔　姝	包头医学院第一附属医院	赵桐茂	江阴市力博医药生物技术研究所
秦　梅	贵阳市第一人民医院	郑　伟	中国人民解放军北部战区总医院
邱东飚	福建医科大学附属第一医院	周小玉	江苏省人民医院
邵树军	河南省肿瘤医院	邹　纬	上海交通大学医学院附属瑞金医院

中 文 版 序

　　血型在临床用血中的重要性毋庸置疑,选择血型相容的血液输注被认为是精准医学和个体化治疗的重要部分。发现人类血型已经有120年的历史,如何精准鉴定血型是免疫血液学中一个经久不息的话题。在20世纪末期,随着分子生物学技术的引入,出现了"分子免疫血液学",建立了血型基因分型技术,在分子水平上鉴定血型的遗传多态性,发现了大量血清学方法不能检测的血型抗原变异体,为临床安全有效用血提供了有力的技术保障。21世纪10年代,跟随着精准医学的潮流,在血型研究领域诞生了"血型基因组学"的新学科,血型基因精准检测逐渐成为一项常规技术。在此背景下,国际亚太血型与基因组学协会(International Association of Asia-Pacific Blood Types and Genomics,IAABG)于2018年应运而生。该协会的任务之一是参与制定专家共识和行业标准,出版学术刊物和书籍。

　　2020年,IAABG组织出版了专著《血型基因检测与质量控制》。2021年末,为了引进国际上的对口学术专著,IAABG决定翻译出版美国血库协会(American Association of Blood Banks,AABB)的相关书籍。展现在眼前的《免疫血液学分子检测标准》,统合了3本内容相互关联的AABB出版物,他们由血型血清学家、分子生物学家、输血医学医生等多学科背景的专家共同撰写。这本书系统地介绍了分子免疫血液学的一些基础知识、术语和方法;提供了AABB制定的红细胞、血小板和中性粒细胞抗原分子检测标准;使用通俗易懂的语言和示例对检测标准做详细的解读。这些标准已经被多个国家接受并推广,成为一项国际性的检测标准。同时还提供了使用分子方法预测红细胞、血小板和中性粒细胞血型抗原的设施要求、质量体系要求、操作标准,以及识别编码这些抗原的目标核苷酸的详细信息。

　　虽然本书的读者主要是医院和血站的血型基因分型工作者,但是也可以作为血型血清学工作者的入门指南。本书还可以用于建立血型基因分型实验室、发现新的等位基因、撰写学术论文、投稿国际学术杂志的参考。IAABG将继续翻译出版国际上的相关出版物。

宫济武

国际亚太血型与基因组学协会常务副会长

2022年6月8日

译 者 前 言

  1947 年,美国血库协会(American Association of Blood Banks,AABB)宣告成立。AABB 以提供血液相关的优质产品和服务为宗旨,致力于输血医学的知识传播和业务培训。2021 年,AABB 全称更改为 Association for the Advancement of Blood & Biotherapies(血液与生物治疗促进会),以履行更广泛的使命。历经 75 年的发展,AABB 已经成为一种象征符号,代表着输血领域的权威和卓越成就。

  AABB 出版了一系列行业标准、指导、书籍和期刊等,是业内人士不可或缺的参考资料。2021 年末,国际亚太血型与基因组协会常务理事陈玉平先生提出以丛书形式翻译出版 AABB 出版物,以便于国内读者借鉴国际输血医学领域的先进知识和经验。此提议获得 AABB 出版委员会的支持,我们甚为鼓舞,决心全力以赴,力争做好丛书的翻译工作。

  本书为丛书的第一部,由 3 本英文原著合并而成,分别为 Introduction to Molecular Immunohematology(2020 年)、Standards for Molecular Testing for Red Cell,Platelet,and Neutrophil Antigens(第 5 版,2020 年)和 Guidance for Standards for Molecular Testing for Red Cell,Platelet,and Neutrophil Antigens(第 5 版,2020 年)。

  2022 年新年伊始,我们开始了翻译工作。原著关于血型基因检测标准的内容非常全面且系统,介绍的方式跟我们的思维有所不同。为了便于理解,我们力求译文符合国人的语言习惯,专业术语参照全国科学技术名词审定委员会 2021 年公布的《医学遗传学名词》。

  书山有路勤为径。我们抓住空闲时间,每天进展一点,积少成多,逐字校对,反复斟酌。有时候为了思忖一个更合适的表达方式,夜不能寐;顿悟之时,豁然开朗。每一张图,每一份表,都多次审核。历经无数个日日夜夜,到四月末,完成初稿。再经过多次讨论、校对,终于定稿。

  鉴于时间仓促,学识和能力有限,本译稿难免有疏漏之处,还请广大读者批评指正。

高宏军　赵桐茂

2022 年 6 月 8 日

AABB 出版物委员会

AABB 分子检测标准委员会

AABB 标准制定委员会

委员会成员
Lynne Uhl,MD,主席
Brenda C. Alder,MD,MT(ASCP)SBB
Claudia S. Cohn,MD,PhD
Gregory Denomme,PhD,FCSMLS(D)
Quentin Eichbaum,MD,PhD,MPH,MFA,MMHC,FCAP,FASCP
Kathrine Frey,MD
Richard R. Gammon,MD
George C.Maha,JD,PhD,MT(ASCP),ABMGG
Theresa C. Stec,MT(ASCP)
Laurie D. Van Thof,MT(ASCP)SBB

代表其他 AABB 委员会的联络人
认证项目委员会:P. Dayand Borge,Jr.,MD,PhD
教育项目委员会:Sally Campbell Lee,MD

其他组织代表
武装部队血液项目办公室(DoD):LTC Audra L. Taylor,MS,SBB(ASCP)
加拿大血液服务中心:Jennifer Biemans,BSc,ART
美国病理学家协会:Katharine A. Downes,MD
美国食品药品管理局:Anne Eder,MD,PhD
加拿大卫生部:Francisca Roseline Agbanyo,PhD
加拿大魁北克血液中心:Gilles Delage,MD

总 目 录

第一篇
分子免疫血液学导论

Introduction to Molecular Immunohematology

Sunitha Vege, MS

基因组学技术总监

纽约血液中心

Long Island City, NY

Michael S. Gannett, MLS (ASCP)[CM]SBB[CM]

首席技术专家

OneBlood 血液中心

Orlando, FL

Meghan Delaney, DO, MPH

病理学和检验医学科主任

医学主任,输血医学科,儿童国家卫生系统

Washington, DC

AABB
4550 Montgomery Avenue
Suite 700, North Tower
Bethesda, Maryland 20814-3304
United States of America

ISBN NO. 978-1-56395-365-1

目　　录

引　言

　　科学技术的进步和革新,通常会发展为更常见和常用的方法,来帮助证明或解决遇到的使用常规方法无法解释或具有挑战性的问题。作为免疫血液学血清学家,当血清学的复杂性让我们止步时,当然会使用通常称之为"分子"分型的方法,希望通过它找到答案和解决方法。自从免疫血液学领域出现血型基因分型(首选术语)以来,血型基因分型工作者已给我们提供检测结果,以及通过一种或多种用于分析 DNA 的工具,预测血型抗原的状态和最终解释。这些结果为血型抗原及其多样性的基础和起源,提供了大量清晰的信息。

　　作为一名血型血清学家,我发现阅读和理解有关血型基因分型的出版物和报告,需要仔细阅读,有时需要再次阅读,才能完全理解所阐述的科学内容。《分子免疫血液学导论》(以下简称《导论》)的目的是简化和澄清目前使用的各种术语和测试方法,以及报告的结果。此外,作者还就血型基因分型的时间、原因和方法提供了指导。考虑到这些意图,作者们利用他们独特的多学科背景——血清学家、分子生物学家、输血医学医生,为《导论》提供了一个全方位的阐述。

　　血型基因分型和 DNA 测序的使用,为血型抗原提供了独特的见解。对那些诊断复杂和新式治疗的输血患者,这些方法已成为解决挑战性问题的重要工具。

　　我真诚地希望你们发现《导论》是一个有价值的工具,可以更好地了解血型基因分型及其在输血医学中的应用。

Tony S. Casina,MT(ASCP)SBB

钟情血型基因分型的

免疫血液学血清学家

第1章

绪　论

一个多世纪以来,红细胞分型一直依赖血清学技术确定表型;然而人们早就知道血型抗原是由基因所决定,是可以遗传的。早在 20 世纪 30 年代,血型就被用于法医和亲子鉴定案件,来证明身份和遗传关系[1]。随着对遗传学的理解不断深入,血型基因的研究也在扩大。1951 年,Lutheran 分泌型常染色体基因,被发现是第一个染色体连锁的例子。1962 年,Xg^a 是第一个被发现并证明是性别(X)连锁(显性遗传)的血型抗原[2,3]。1968 年,Duffy 血型(FY)被指定到 1 号染色体,从而成为第一个被指定到特定常染色体的人类基因[1,4-6]。在 20 世纪 80 年代中期发明聚合酶链反应(polymerase chain reaction,PCR),并在 20 世纪 90 年代可供遗传学研究人员使用,DNA 片段可以被扩增和分析。这使得科学家能够预测血型基因和特定等位基因的存在与否,从而预测红细胞表面抗原[7,8]。血型遗传学研究支持了输血医学的进步,因此当今血库能拥有 DNA 试验预测的 20 到 30 种血型抗原的信息,作为患者评估和输血考虑的部分资料。研究还发现,不止一个基因型可以具有相同的表型。如今在免疫血液学参比实验室、分子诊断实验室、输血服务部门和血液中心实验室,红细胞基因分型的各种应用改善了患者护理状况。

第 1 节　简　介

《导论》是为那些在输血医学,以及红细胞基因分型领域学习和工作的人员所编写,尤其是为那些在输血界实验室工作的人员、主管、医生或接受培训的人员。《导论》涵盖了红细胞遗传学的基础知识,以及分子检测在临床中的应用。它将进行的检测与基因、表型及其在临床输血医学中的相关性联系起来。《导论》的目的是希望它能成为一个有用的工具,用于评估那些可能受益于血型基因检测的患者,以及解释基因分型的结果。《导论》并不是讲授先进的遗传学解释或深入的分子生物学理论,这些内容可在本领域关键参考文献中找到[9-11]。此外,《导论》不包括血小板基因分型。

《导论》接下来的两章涵盖血型遗传学的概念和命名,然后是常见的方法和技术。这为了解 DNA 检测如何预测抗原,以及分子测试的局限性提供了基础。关于“简单”系统的章节,涉及那些高度保守的血型系统,它们有一个或几个常见的单核苷酸多态性(single nucleotide polymorphism,SNP),导致血型抗原表达的变化。在下一章中讨论的“复杂”系统,具有许多等位基因和/或可能具有影响血型表达的遗传机制,如重组、缺失和拷贝数变异等。一些血型系统和抗原得到重点关注,这些系统和抗原用血清学很难进行分型,和/或与复杂的抗体研究相关。

不一致这一章说明了两种方法(基因分型和血清学)的局限性,这可能会导致不一致的结果。第 7 章提供了强调血型基因分型应用的案例研究。最后,作者对血型基因分型的未来进行了展望。

第 2 节 应 用

红细胞基因分型有许多支持患者护理的应用,从协助抗体分析鉴定,到供者筛查,再到识别不寻常和罕见抗原及抗原组合(表 1-1)。使用基因分型来确定血型抗原,而不是传统的血型血清学分型,或与之结合的原因,在于这两种方法各自的技术特点和局限性。红细胞基因分型的临床适应证,通常涉及血型血清学检测的技术限制(见表 1-1)。在患者护理中,通过单一基因分型试验获得 20 个或更多血型抗原的扩展抗原图谱,可以帮助抗体鉴定和选择抗原匹配的红细胞制品。

表 1-1 红细胞基因分型指征

指征	群体和状况示例
血清学结果不一致	ABO 不一致,红细胞同种抗体与自身抗体
无红细胞样品鉴定红细胞表型	胎儿(羊膜细胞或胎儿游离 DNA 分型)
检测合子性	父母双亲
缺少特异性明确的抗血清	Dombrock,RH:V/VS,MNS:U−/U+^{var},抗高频率抗原抗体
输血后样品	混合细胞群体
干扰抗体	暖/冷抗体,接受单克隆抗体治疗患者
血清学分型不能定型	某些复杂的 Rh 表型,FY 沉默突变,MNS 系统突变
希望进行大量人员的红细胞定型	献血者
需要长期输血支持的患者	血红蛋白病,镰状细胞病,β-地中海贫血,血液癌,骨髓移植

血液供应单位可以利用血型基因分型,为其客户医院获得具有扩展抗原分型的血液,并为具有多种和/或罕见抗体的患者提供特定的制品。最近,美国食品药品管理局(Food and Drug Administration,FDA)批准对 2 次不同捐赠的标签,过去的抗原分型采用许可的方法,许可的基因分型试验可以是其中之一[12]。

血型基因分型为深入、准确、高效地预测血液抗原表型提供了可靠的方法。这是一种先进的检测方法,已成为许多临床应用环境中的关键工具,对为供者提供全面的抗原分型很有价值。

参 考 文 献

1. Shine I, Reid ME. The discovery and significance of the blood groups. Cambridge, MA: Star Bright Books, 2012.
2. Mann JD, Cahan A, Gleb AG, et al. A sex-linked blood group. Lancet 1962;279(7219):8-10.
3. Race RR, Sanger R. Blood groups in man. 4th ed. Oxford: Blackwell Scientific, 1962:433-40.

4. Mohr J. Estimation of linkage between the Lutheran and the Lewis blood groups. Acta Pathol Microbiol Scand 1951;29(3):339-44.

5. Sanger R, Race RR. The Lutheran-Secretor linkage in man: Support for Mohr's findings. Heredity 1958;12:513-20.

6. Donahue RP, Bias WB, Renwick JH, McKusick VA. Probable assignment of the Duffy blood group locus to chromosome 1 in man. Proc Natl Acad Sci U S A 1968;61(3):949-55.

7. Rabinow P. Making PCR: A story of biotechnology. Chicago, IL: University of Chicago Press, 1996.

8. Mullis KB, Faloona FA. Specific synthesis of DNA in vitro via a polymerase-catalyzed chain reaction. Methods Enzymol 1987;155:335-50.

9. Reid ME, Lomas-Francis C, Olsson ML. The blood group antigen factsbook. 3rd ed. London: Elsevier Academic Press, 2012.

10. Daniels G. Human blood groups. 3rd ed. Oxford, UK: Wiley-Blackwell, 2013.

11. Fung MK, Eder AF, Spitalnik SL, Westhoff CM, eds. Technical manual. 19th ed. Bethesda, MD: AABB, 2017.

12. Food and Drug Administration. Guidance for industry: Labeling of Red Blood Cell units with historical antigen typing results. (December 2018) Silver Spring, MD: CBER Office of Communication, Outreach, and Development, 2018.

第2章

血型遗传学:概念和命名

遗传学的研究范围很广,有不计其数的专门研究该领域的书籍和章节。对这个话题的深入阐述超出了《导论》的范围,相反地《导论》只包括一般的遗传学术语和概念。对于适用于血型遗传学的更完整信息,作者建议使用以下资源:最新版本的《技术手册》(*Technical Manual*, *AABB*)、《人类血型》(*Human Blood Groups*, *G. Daniels/Wiley*),以及国际输血协会(International Society of Blood Transfusion, ISBT)关于"红细胞免疫遗传学和血型术语"的网页[1]。

第1节　遗传学背景

脱氧核糖核酸(deoxyribonucleic acid, DNA)是大多数生物体的遗传物质。1953 年,詹姆斯·沃森(James Watson)、弗朗西斯·克里克(Francis Crick)、莫里斯·威尔金斯(Maurice Wilkins)和罗莎琳德·富兰克林(Rosalind Franklin)的开创性工作阐明了 DNA 的结构[2-4]。DNA 是一种双链分子,其互补链是反向平行的(方向相反),由一长串核苷酸形成双螺旋结构。DNA 链由 4 个核苷酸组成,它们的含氮碱基为腺嘌呤(A)、胸腺嘧啶(T)、胞嘧啶(C)或鸟嘌呤(G),以及戊糖(脱氧核糖)和磷酸基团。核苷酸碱基由两组构成,嘧啶(T 和 C)和嘌呤(A 和 G),它们通过氢键(A 配 T 和 C 配 G)配对(图 2-1)。碱基的排列被称为 DNA 序列,

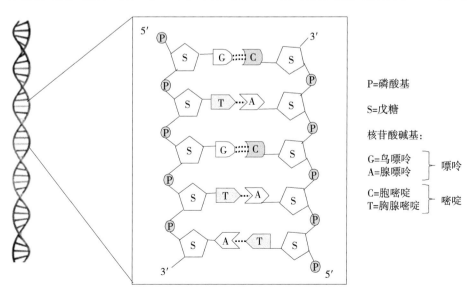

P=磷酸基

S=戊糖

核苷酸碱基:

G=鸟嘌呤
A=腺嘌呤 } 嘌呤

C=胞嘧啶
T=胸腺嘧啶 } 嘧啶

图 2-1　DNA 的一般结构

从左到右或从 5′ 到 3′ 方向(也被称为有义链或正链;从 3′ 到 5′ 方向被称为反义链或负链)。完整的核苷酸序列构成生物体的基因组,而人类基因组由大约 30 亿个核苷酸碱基组成。

　　DNA 紧密地结合在一起形成染色体。人类有 46 条染色体,从父母双方分别遗传获得 23 条。其中 22 条为常染色体或非性染色体,1 条为性染色体。每条染色体都有 1 个主缢痕或着丝粒,将其分为两个臂(p 或短臂,q 或长臂)。短臂和长臂进一步分为不同区域(带和子带,染色可见),从着丝粒到末端进行编号。图 2-2 中的染色体插图突出显示了一个特定基因位置的例子。

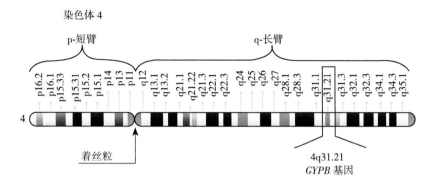

图 2-2　描述 4 号染色体及 *GYPB* 基因的位置

　　染色体上包含编码分子或蛋白质的基因(DNA 片段)的特定位置,被称为基因位点。基因是从父母传给后代的遗传单位,人们认为人类可能有 19 000~22 000 个编码蛋白质的基因[5,6]。等位基因是由核苷酸突变或变化产生的另一种形式的基因。产生不同等位基因的各种突变类型,将在后面讨论。虽然基因型可以被广义地认为是个体的遗传组成,但它通常被用来代表给定位点上的一组等位基因(父母各遗传 1 个)。2 个等位基因相同时为纯合子,不同时为杂合子。当 1 个基因只有 1 个拷贝(如 *RHD* 和缺失的 *RHD*,或雄性中的 X 连锁基因)时,它被称为半合子。发生在同一等位基因(即同一染色体)上的核苷酸变化,被称为顺式(cis),它们一起遗传;而发生在不同等位基因(即不同染色体)上的核苷酸变化,被称为反式(trans),它们相互独立遗传。

　　对于显性等位基因,只需要携带 1 个拷贝,就可以编码所表达的表型;而对于隐性等位基因,只有当个体携带 2 个拷贝时才能显示(例如,由于遗传 2 个隐性等位基因所表现的 O 表型)。如果一个人只有 1 份拷贝时,他或她被称为携带者。等位基因也可能是共显性的,这两种基因都编码表达的蛋白质,就像大多数血型抗原(如红细胞表面表达的 Jk[a] 和 Jk[b])一样。单体型是一组从单亲一起遗传的等位基因,但该术语通常用于描述一起遗传的紧密连锁基因(如 *RHD* 和 *RHCE* 基因)。位于 X 或 Y 染色体上的基因,被称为性连锁性状。如果 X 连锁性状是显性的,它将在雌性中表达;如果是隐性的,通常需要纯合才能表达。血型中的 1 个例子是 *XK* 基因,该基因位于编码 Kx 蛋白的 X 染色体上,缺失该基因会导致 McLeod 表型和 Kell 抗原减弱。在纯合子女性中(在杂合子女性中,只有使用特定试剂和方法进行分型时才显示),XK 基因突变和 Kell 抗原减弱会很明显。在半合子男性中也是如此,因为他们只有 1 条 X 染色体。

　　基因由外显子(编码区)和内含子(非编码区)组成。外显子被转录成核糖核酸(ribonucleic

acid,RNA),是 DNA 中对表达最关键的部分,尽管也有例外。在不同类别的 RNA(转移RNA、核糖体 RNA)中,编码蛋白质的是信使 RNA(messenger RNA,mRNA)。RNA 的组成和结构与 DNA 相似,只是核糖不同,碱基尿嘧啶(U)代替了胸腺嘧啶(T),此外通常是单链的。从 DNA 到 RNA 的转录由转录因子启动,转录因子与基因上游的特定 DNA 序列(启动子区)结合。该 DNA 结合域的突变可阻止转录(RNA 的形成),从而"关闭"基因。例如,Duffy 基因上游启动子区域内的 GATA 序列或"GATA 盒"的突变,是最常见的影响 Fy^b 抗原表达的情况,但极少影响 Fy^a 的表达。此外,位于外显子两侧的内含子区域的两个碱基,是 RNA 剪接和去除内含子的识别序列。供者剪接位点为内含子序列的 5′区域,受者剪接位点为 3′区域。这些剪接位点非常关键,突变会导致异常剪接,使蛋白质序列失去外显子,或增加内含子序列。

密码子由编码序列的 3 个核苷酸碱基组成,编码特定的氨基酸,如 AUG 密码子编码甲硫氨酸。但是有 3 个密码子是终止信号(终止密码子)。"Ter"或"*"可以用作终止密码子的缩写。虽然翻译成氨基酸的是 RNA 序列,但密码子通常是根据 DNA 序列书写的(例如,ATG 与 AUG,因为尿嘧啶取代了 RNA 中的胸腺嘧啶)。密码子有冗余,有 64 种不同的 3 字母组合编码 20 个氨基酸和 1 个终止密码子(完整列表见附录 1)。氨基酸通常使用 3 个字母或 1 个字母的缩写。例如,甲硫氨酸的 3 个字母代码为 Met,1 个字母代码为 M。图 2-3提供了转录和翻译的一般描述。

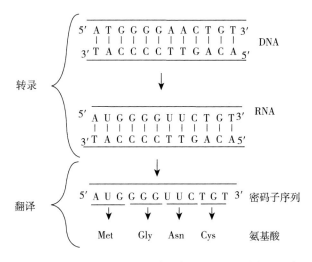

图 2-3 从 DNA 到 RNA 的转录序列图,以及从密码子序列到氨基酸的翻译

第 2 节 基因和等位基因命名法

基因和等位基因的命名可能看起来很陌生,但确实遵循一些一般规则。在本书中,蛋白质用大写正体字母表示,基因用大写斜体字母表示(*KEL* 代表基因,Kell 代表蛋白质)。这条规则也适用于等位基因。建议的等位基因命名法,先是用字母表示该基因,后跟一个星号,然后是与共同抗原对应的数字(例如,*KEL*02*,其中"02"指与 k 抗原相关的等位基因)。在血型基因分型中,为了便于理解,通常使用与抗原相对应的通用字母和数字。例如,

*KEL*k* 和 *KEL*02* 是同一个等位基因的名称,两者都是可以接受的。此外,与共同抗原相对应的等位基因,通常被称为参考等位基因。当同一背景等位基因(潜在的等位基因)发生额外变化时,会添加另一个数字以指示不同的等位基因(例如,*KEL*02.03* 是在 k 背景上编码 Kp^a 抗原的等位基因)。对于不产生基因表达产物(蛋白质)的非活性基因,等位基因数后接“N”表示“无效(null)”(例如,*RHD*01N.01*:缺失 *RHD*,D-表型)。编码弱抗原表达的等位基因,通常用“W”(例如,*JK*01W.01*:弱 Jk^a 抗原,写为 JK(a+^{w}))。修饰(mod)表型用“M”(例如,*KEL*01M.01*)表示。当高频率抗原缺失,而且没有对偶抗原时,使用减号表示缺失(例如,*KEL*02.−12*,k 背景,缺少高频 K12 抗原)。杂交等位基因包含的外显子,或来自另一个基因的部分 DNA 序列,相应地写入以指示哪些部分被替换〔例如,*RHD*D-CE(4-7)-D*,表示 *RHCE* 的外显子 4-7 取代了 *RHD* 的外显子 4-7〕。命名示例见表 2-1(有关完整的命名指南,请参见 ISBT 网站[1])。

表 2-1 命名示例

系统	基因	等位基因名称	表型
Kell	*KEL*	*KEL*02* 或 *KEL*k*	KEL:2 或 k+
		*KEL*02.−12*	KEL:−12
		*KEL*01M.01*	Kmod;KEL:1weak
MNS	*GYPA*	*GYPA*01* 或 *GYPA*M*	MNS:1 或 M+
Kidd	*SLC14A1*（*JK*）†	*JK*01W.01*	Jk(a+^{w})
Rh	*RHD*	*RHD*01N.01*	D−
		*RHD*01N.07* 或 *RHD*D-CE(4-7)-D*	D−

† 基因名称为 *SLC14A1*,但是 *JK* 用于指定等位基因。

基因组坐标,用于描述特定染色体上的任何特定核苷酸位置(数字)或核苷酸范围(如 *FY*A*:chr1:159,175,354G)。可以理解,这种坐标对大多数读者来说可能是陌生的,因为它们通常不用于血型基因组学。相反,使用与编码区起始位置相关的坐标,启动子或起始密码子(ATG),A 为位置 1、T 为位置 2、G 为位置 3,并持续到终止密码子(终止序列)。蛋白质编号也从起始密码子开始,Met 为 1,一直到终止密码子。核苷酸和氨基酸位置,用字母前缀指定参考序列的类型。字母“c”表示编码区参考序列,“p”表示蛋白质(如 *FY*A*:c.125G 和 p.42Gly)(字母“g”代表线性基因组参考序列,指定了与基因组相对应的位置。在血型基因分型中还不常用)。核苷酸变化以大写字母表示,并带有大于符号(>),与参比一致或常见的核苷酸书写在左侧,改变后的核苷酸书写在右侧。例如,c.676G>C 表示在编码位置 676 处从核苷酸 G 变为 C。氨基酸变化用氨基酸的 3 个字母或 1 个字母表示,编号左侧书写一致的代码,右侧书写变化的代码。p.Ala226Pro(或 p.A226P)表示蛋白质 226 位的丙氨酸(Ala 或 A)转变为脯氨酸(Pro 或 P)。核苷酸和氨基酸变化的合子性用斜线表示(如 c.676G/C 和 p.226Ala/Pro 表示杂合子)。尽管这一名称通常用于血型基因分型,但人类基因组变异学会(Human Genome Variation Society,HGVS)建议指出改变后的预期合子类型(如 c.676G>C 和 p.Ala226Pro 的杂合子)。

对于非编码的内含子序列编号,以前的命名法包括内含子名称以及小写的核苷酸变化(例如,IVS5+5g>t:中间序列 5 或内含子 5,在第 5 位从 g 变为 t)。目前的 HGVS 命名法根据外显子的第 1 个或最后一个位置对内含子进行编号(例如,c.270+5G>T)(图 2-4)。在这两种编号系统中,由于内含子序列可能很长,所以加号(+)或减号(−)表示在内含子中 5′ 或 3′ 端改变的位置。表 2-2 提供了 HGVS 命名建议的示例。

表 2-2　cDNA 编码(c.)和蛋白质(p.)的 HGVS 命名法示例及相对常规或参考序列的变化

| 类型 | DNA 序列变异/突变 | | | | 氨基酸/蛋白质变化[†] | |
	符号	定义	示例	解释	示例	解释
取代	>	一个核苷酸被另一个核苷酸置换	c.676G>C	676 位置上的核苷酸 G 被 C 所取代	p.Ala226Pro	226 位置丙氨酸变成脯氨酸
缺失	del	缺失一个或一个以上的核苷酸(被删除)	c.907delC 或 c.907del	907 位置缺失核苷酸 C,造成在同一氨基酸位置变成终止密码子	p.Leu303Ter 或 p.Leu303*	303 位置亮氨酸变成终止密码子
插入	ins	插入 1 个或 1 个以上的核苷酸,该插入不是 5′ 端序列的拷贝	c.93_94insT 或 c.93_94ins	在核苷酸位置 93 和 94 之间插入 1 个核苷酸 T,导致阅读框移位,产生提前终止密码子	p.Thr32Tyrfs*3 或 p.Thr32Tyrfs Ter3	32 位置上的苏氨酸被酪氨酸取代,导致移码和下游 3 个氨基酸处蛋白质终止
重复	dup	一个或多个相同的核苷酸插入序列的 3′ 端	c.954dupG	在位置 954 的核苷酸 G 重复,导致阅读框移位,产生提前终止密码子	p.Arg319-Glufs*34 或 p.Arg319-GlufsTer34	319 位置上的精氨酸被谷氨酸取代,导致移码和下游 34 个氨基酸处蛋白质终止

[†]Ter 和 * 是终止密码子的缩写。HGVS= 人类基因组变异学会。

注:有关序列变异命名法的最新指导,请参考人类基因组变异学会网站。

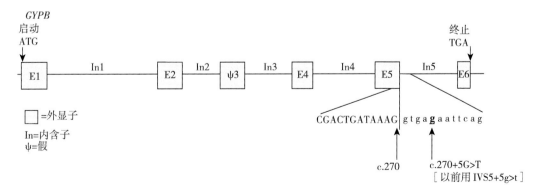

图 2-4　含有外显子 1 至 6 的 GYPB 基因,包括假外显子 3(ψ3)。核苷酸序列指示了外显子 5 的最后一个核苷酸的位置(c.270),以及内含子 5 的第 5 个碱基的改变(c.270+5G>T 改变)

第3节　基因型和表型

基因型是个体的遗传组成(基因),遗传自父母双方。表型是基因型和环境影响的结果,两者产生的可观察特征。在血型研究中,基因型更常用于指个体在一个基因位点的一对等位基因;而表型是指血细胞表面是否存在抗原。

大多数红细胞抗原由单核苷酸多态性(改变)编码,通常简称为 SNP(single nucleotide polymorphism),可导致氨基酸的变化。由于多态性用于指群体中频率等于或大于 1% 的序列变异,HGVS 建议使用单核苷酸变异或 SNV(single nucleotide variant)表示。不幸的是 SNP 在血型基因组学中已被广泛使用,为了便于理解《导论》仍将使用它。一个 SNP 示例是 K 抗原在 DNA 水平上,仅通过 578 位从 C 到 T 的变化而与 k 抗原不同,并且在蛋白质水平上,仅通过 193 位从苏氨酸到甲硫氨酸的变化而不同(更简洁地表示为 c.578C>T,p.Thr193Met)。读者可能会看到,带有 GenBank 编号和/或 rs#(参考 SNP#)的变体在文献中报告,尤其是那些新发现的变异体(参见下面常见资源部分的 GenBank)。

抗原表型被报告为"预测",因为常用的基因分型试验只针对单个 SNP 或几个 SNP,而不是整个基因,也不是可能影响表达或使其沉默的其他基因。有多种遗传事件可以影响抗原表达,如插入/缺失和错义、无义和剪接位点突变(见下文)。此外,假基因或假外显子分别是存在,但不编码功能蛋白的基因或外显子(Ψ 通常用于指示假基因或假外显子)。血型基因分型的局限性将在后面的章节中详细讨论。

第4节　影响基因表达的遗传机制

- 错义:导致不同氨基酸的单核苷酸变化。
  - 例如:*RHCE* c.676G>C,p.Ala226Pro,分别编码 e/E 抗原。
- 同义:不改变相应氨基酸的单核苷酸变化。
  - 例如:*RHCE* c.744T>C,p.Ser248Ser(沉默变化,氨基酸无变化)。
- 无义:导致终止密码子的提前,随后生成截短且通常无功能的蛋白质。
  - 例如:非活性 *RHD* 基因(*RHD*08N.01*)。失活是由于与 D−表型相关的终止密码子提前,c.807T>G,p.Tyr269Ter(Ter 不是一个氨基酸,而是表示终止,有时用星号表示)。在血型文献中,该等位基因常被称为假基因。
- 移码(frame shift,fs):Indel 突变(见下文)产生不能被 3 整除而破坏密码子的阅读框,导致密码子翻译与原来不同的氨基酸,并且通常会产生一个无功能的蛋白质。
- 插入/缺失(insertion/deletion,indels):在 DNA 序列中添加或删除一个或多个核苷酸。如果插入或缺失发生在编码序列中,通常会导致移码和过早终止密码子,并且通常是一种无功能蛋白质。
  - 示例:*RHCE* c.907delC(*RHCE*03N.02*)代表 907 位(p.Leu303Ter)的胞嘧啶(C)缺失,发生在 *RHCE*cE* 上,与 c−E−表型相关(不产生 RHcE 蛋白)。
- 重复:DNA 序列重复一次或多次。根据复制的位置,它可能会导致一种无功能的蛋白质。
  - 例如:*KLF1* 中在 954 位(c.954dupG)(*KLF1*BGM06*)的 G 的重复,导致移码和过

早终止（p.Arg319Glufs*34，其中 fs*34 表示移码和下游 34 个氨基酸处为终止密码子），并与 In（Lu）表型相关［In（Lu）表型是由导致 Lutheran 抗原表达减弱的显性基因引起的］。

- 剪接位点：改变为外显子两侧的两个内含子核苷酸之一。这些变化导致异常的外显子剪接和可能的无功能蛋白质。
  - 例如：与 Jk（b−）表型相关的选择性剪接；*JK*B*，c.342−1G>A（*JK*02N.01*），p.Arg114_Thr156del（下划线用于表示所列范围的氨基酸受变化影响，也可用于其他基因突变，如 indels）。
- 基因转换：遗传物质单向转移的遗传机制。基因转换在同源（相似）基因（如 Rh 和糖蛋白 A 和 B）中更常见。这种机制产生了许多杂交等位基因，其中一个基因的部分取代了另一个基因的相应区域。
  - 例如：*RHCE*ceHAR*（*RHCE*01.22*），其中 *RHD* 的外显子 5 取代了 *RHCE* 的外显子 5（*RHCE*ce-D（5）-ce*）。
- 来自其他基因的影响或与其他基因的相互作用：抗原表达可能受多个基因的影响。
  - 例如：*RHAG* 突变，c.310C>T（p.Gln104Ter）（*RHAG*01N.16*），与 Rh$_{null}$ 表型相关（尽管 *RHD* 或 *RHCE* 没有变化，但没有 Rh 抗原的表达）。

第 5 节　常　见　资　源

ISBT 红细胞免疫遗传学和血型术语工作组，目前提供了一个血型等位基因数据库，包括氨基酸序列改变和/或影响抗原表达的核苷酸变化[1]。沉默变化以及仅因沉默变化而不同的等位基因不一定列在等位基因表中。

除了 ISBT 和 HGVS，国家生物技术信息中心（National Center for Biotechnology Information，NCBI）是一个极好的资源，它提供了公众访问与科学、生物技术和医学相关的各种数据库和工具的机会。该网站有很多选择，可从在 PubMed 数据库中搜索出版物，到在 GenBank 中搜索提交的等位基因，再到在单核苷酸多态性数据库（Single Nucleotide Polymorphism database，dbSNP）中搜索核苷酸变化。它有基因组学工具，如用于比较 DNA 或蛋白质序列的 BLAST，以及用于记录人类变异与健康和疾病状态相关的 ClinVar。随着基因组学检测在几乎所有科学和医学领域中的广泛应用，该网站持续更新。还有许多指导文档和网络研讨会，可以帮助用户学习应用这些工具。

GenBank 是一个包含注释核苷酸序列和蛋白质翻译的数据库。提交给 GenBank 的 DNA 序列，将获得一个 GenBank 登录号。在期刊出版物中，可能会指出新的或以前提交的等位基因的 GenBank 登录号。dbSNP 数据库包含遗传变异，其登录号（rs#，或参考 SNP#）指的是特定的变异。rs# 包括变异、基因组和编码位置、蛋白质变化、等位基因和现有的基因型频率等信息，在发现新的核苷酸变化时特别有用。

参　考　文　献

1. International Society of Blood Transfusion. Red cell immunogenetics and blood group terminology. Amsterdam: ISBT, 2019. [Available at http://www.isbtweb.

org/working-parties/red-cell-immunogenetics-and-blood-group-terminology/ (accessed July 23, 2019).]

2. Watson JD, Crick FHC. Molecular structure of nucleic acids: A structure for deoxyribose nucleic acid. Nature 1953;171:737-8.

3. Wilkins MHF, Stokes AR, Wilson HR. Molecular structure of deoxypentose nucleic acids. Nature 1953;171:738-40.

4. Franklin RE, Gosling RG. Molecular configuration of sodium thymonucleate. Nature 1953;171:740-1.

5. Ezkurdia I, Juan D, Rodriguez JM, et al. Multiple evidence strands suggest that there may be as few as 19 000 human protein-coding genes. Hum Mol Genet 2014;23:5866-78.

6. Willyard C. New human gene tally reignites debate. Nature 2018;558:354-5.

第3章

红细胞基因分型方法

DNA 非常稳定,从几周甚至几个月前采集的样品中提取,通常会获得高质量的 DNA。理想情况下样品保存不超过 10 天并冷藏,尤其是那些通过自动化方法(即机械化设备)提取的样品,但这不是必需的。由于 DNA 检测没有标准样品保存时间的要求,样品期限可能取决于实验室和/或所使用的提取方法。

第1节 DNA 来源

基因组 DNA(genomic DNA,gDNA)可以从各种样品来源分离,例如外周全血、口腔拭子、羊水,以及任何有核细胞。DNA 通常是从 EDTA 抗凝剂试管(薰衣草色或粉色帽)中收集的外周全血中分离出来,因为它们在医院和血液中心广泛使用。枸橼酸盐[枸橼酸葡萄糖溶液(acid-citrate-dextrose,ACD),黄帽]抗凝管也是可以接受的,但不建议使用肝素锂(绿帽)管,因为肝素会干扰聚合酶链反应(PCR)。

需要注意的是,外周血白细胞计数非常低的患者,可能会遇到产量非常低的 DNA。可能需要额外的步骤,如浓缩 DNA 以获得足够的检测量。同样,白细胞含量少的样品,例如来自红细胞单位的样品,通常无法使用常规提取方法获得足够的 DNA。

如前所述,其他 DNA 来源包括唾液、口腔拭子(内膜)样品和羊水细胞。例如,口腔拭子可用于确定将接受异基因骨髓或干细胞移植的患者的"真实"或移植前型别。然而一旦进行移植,全血样品中的 DNA 将代表供者的型别,或是供者和患者的型别,因为移植后的受者可能是嵌合体。

对于同种异体免疫的孕妇,当母亲有血型抗体时,检测从羊膜细胞分离的 DNA 可以预测对胎儿的风险。然而,羊膜穿刺术是一种侵入性手术,并非没有风险,也不理想。使用一种针对孕妇血液循环中的胎儿游离 DNA(cell-free fetal DNA,cffDNA)的非侵入性方法,可避免羊膜穿刺术的风险[1-2]。cffDNA 在母体中可占总无细胞 DNA 的 10%,但通常是碎片,浓度非常低,约为 0.001 至 0.01ng/μl(全血含有 25 至 50ng/μl gDNA)。这种 DNA 的检测需要更灵敏的方法。尽管这种检测在一些欧洲国家得到了广泛应用[3-5],但目前在美国,cffDNA 的血型基因分型尚不常见。由于专利问题(专利号 6258540),检测受到限制。尽管该专利于 2017 年到期,但尚不清楚美国实验室是否会开发这些分析试验[6]。关于美国多民族群体是否会成为获得准确结果的障碍,存在一些疑问,然而开发深思熟虑的检测可以克服这种想法[7]。为了推广这种检测,并用于指导胎儿和新生儿溶血病的管理,以及 Rh 免疫球蛋白(Rh Immune Globulin,RhIG)的使用,提供妇产科服务的工作者需要采纳它。

第2节　DNA分离

有许多商品试剂盒可用于分离 gDNA。提取过程相对快速、可靠,并且与之前使用苯酚/氯仿的手动方法不同,无毒性。提取过程会去除蛋白质和其他污染物(如血红蛋白),它们可能会抑制 PCR 和其他下游工艺,以获得高质量的 DNA(即没有高度碎片化)。还可以使用机械化设备实现提取过程的自动化,只需几个小时即可实现 96 个样品的高通量提取。这些仪器用的试剂的化学成分与手动提取试剂盒相似或相同,提取方法有代表性,对大量样品有吸引力,如供者筛查。

如果医疗记录中有准确的身份识别,则不必对个人进行多次 DNA 检测,但骨髓或干细胞移植或导致染色体丢失的罕见癌症(对 *RH* 有报道)除外[8-11]。此外,DNA 检测不会因输血的干扰而混淆,因为白细胞过滤的血液成分含有极少量白细胞。研究表明,目前用于血型基因分型的方法只能检测到患者的 DNA[12-15]。

第3节　RNA分离

血库中 RNA 的来源通常是全血或红细胞样品。与 DNA 不同,RNA 不稳定,数周或数月的样品可能会发生 RNA 降解,因此不适合分析。如果分离 RNA 时出现延迟,应冰冻血液样品,并向样品中添加试剂,如 Trizol(或不同生产商提供的等效物),以保存 RNA。这些试剂附有 RNA 分离的说明。样品也可以在稳定 RNA 的特殊试管中收集,但医院或血液中心通常不提供这些特殊试管。与 DNA 分离一样,也有用于 RNA 分离的商品试剂盒,但建议谨慎行事,因为许多试剂盒的初始步骤是裂解红细胞,从而去除分析红细胞互补 DNA 所需的 RNA。

第4节　聚合酶链反应

20 世纪 80 年代,随着聚合酶链反应的出现,分子遗传学领域发生了革命性的变化[16],聚合酶链反应允许基因的扩增和分析。PCR 已被用于回答许多领域的各种问题,包括癌症研究、法医学、进化,以及与《导论》更相关的输血医学。由于大多数编码血型抗原的基因已知并已测序,它在输血医学中的应用成为可能。此外,大多数血型抗原是通过 DNA 水平上的单核苷酸多态性(SNPs)来区分的,SNPs 会改变蛋白质水平上的氨基酸,并且这些多态性可以通过基于 PCR 的分析来定位。

PCR 被用来扩增含有目标核苷酸的特定的 DNA 区域。PCR 混合物由反应缓冲液[氯化镁、游离 dNTPs(脱氧核苷三磷酸)、鸟嘌呤(G)、腺嘌呤(A)、胸腺嘧啶(T)、胞嘧啶(C)]、寡核苷酸引物、热稳定 Taq 酶或 HotStar Taq 聚合酶,以及目标 DNA 组成。引物(包括 1 个正向引物,5′→3′;和 1 个反向引物,3′→5′)设计针对特定基因和/或目标 SNP,一对引物中的 1 个与有义链结合,第 2 个与反义链结合。引物长度通常在 18 到 36 个碱基对(bp)之间,设计扩增片段大小通常为 200 到 800bp 的 DNA 区域,但区域可大至 2kb。为了扩增更大的 DNA 片段(高达 30kb),需要使用高保真度 Taq 聚合酶的长片段 PCR 试剂盒。在一个热循环仪中 PCR 反应做 25 至 35 个循环,先在 94 至 95℃下加热使 DNA 变性(将双链彼此分离);然后冷却到 55 至 65℃将引物退火(或结合)到 DNA 模板上;然后再次加热,通常加热到 72℃,让聚合酶在引物之间合成 DNA(图 3-1)。退火温度取决于引物序列(特定碱基和 bp 长度),可能需要对多对引物的 PCR 产物进行广泛优化。在每个加热/冷却/加热循环中,PCR 产物/扩增子的拷贝数呈指数增长,并且在所有循环完成时,如果存在目标序列,则产生数百万个 PCR 扩增子用于分析。PCR 扩增子(扩增的 DNA 片段)通常用琼脂糖凝胶电泳进行分析,根据大小分离片段,并通过染色(用溴化乙啶、凝胶红或类似物),紫外灯下可以直接观察,或由自动荧光系统读取。

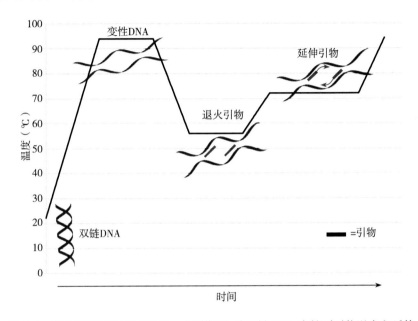

图 3-1　聚合酶链反应(PCR)的一个周期图,从双链 DNA 变性到引物退火和延伸

第 5 节　cDNA-PCR

对于 RNA 检测,反转录酶(reverse transcriptase,RT)用于从 RNA 模板合成单链互补 DNA,称为 cDNA(complementary DNA)。cDNA 比 RNA 稳定,在随后的 PCR 中用作为模板。需要强调的是,cDNA 没有内含子序列,不能使用位于这些区域的 PCR 引物进行分析。目前还没有适合 cDNA 分析的商品血型基因分型平台,实验室通常使用自己开发的试验来研究血型基因。

cDNA 分析的好处是它只包含基因的编码区(没有内含子)。例如,*RHD* 基因在 DNA 水平上覆盖超过 58 000bp,但 RNA/cDNA 长度刚超过 1 200bp。如果发现 2 个核苷酸改变,一个在外显子 2,另一个在外显子 8,DNA 检测几乎不可能确定这些变化是发生在同一个等位基因上,还是发生在不同的等位基因上,因为它们发生的间隔大于 40 000bp。然而如果先进行 cDNA 分析,然后进行克隆和测序,或使用 SNP 特异性引物进行测序,有助于确定 2 种变化的顺反式关系,这 2 种变化随后将被分离至间隔小于 1 000bp。此外,cDNA 分析在识别杂交等位基因方面也很有用,而 DNA 检测可能无法检测到这些等位基因。尽管 RNA 和 cDNA 检测在血型基因分型中没有得到广泛应用,但在调查不寻常和尚未分析明确的样品时,它可能是 DNA 的一个有吸引力的替代品。

第6节　基因组学实验室的总体布局

传统的血库实验室大多数工作可以在一个操作台上完成,基因组学实验室不同,必须将 PCR 前("清洁")和 PCR 后("脏")的过程分开(根据 AABB 标准[17]),理想情况下需要单独的房间。这对于防止 DNA 样品之间的污染是必要的,最重要的是,防止 PCR 扩增产物污染样品。"清洁"的过程包括 DNA 提取和 PCR 运行程序,而"脏"的过程包括对 PCR 扩增产物的分析和其他检测。不同工艺应配备单独的设备和消耗品,以进一步减少污染。实验室应使用微量吸管滤嘴,以尽量减少气溶胶,并应使用稀释的漂白剂或含 DNA 酶的清洁剂,对表面和设备进行去污。紫外线照射也可以用来降解任何潜在的 DNA 污染。为了监测潜在污染,每次 PCR 运行必须包括阴性(无 DNA)对照,即用水代替 DNA/RNA/cDNA[17]。在阴性对照中发现 PCR 产物表明存在污染,导致 PCR 结果无效。

第7节　PCR 技术

有各种实验室开发的检测(laboratory-developed tests,LDT)用于分析:AS-PCR(等位基因特异性 PCR,有时也称为 SS-PCR,用于序列特异性 PCR)、PCR-RFLP(restriction fragment length polymorphism,限制性片段长度多态性)和多重 PCR。用于试验的引物通常是经过设计的,或是如果有的话可以从已发表的文献中获取,在内部进行优化和验证。分析通常使用琼脂糖凝胶电泳进行,并人工解释捕获的图像结果。琼脂糖凝胶上包含已知片段长度的分子量大小标记(即 DNA 梯形条带;通常描述为 φ),用于估计 PCR 产物的大小。

AS-PCR 通常需要为每个 DNA 样品设置 2 个反应。每个反应都有 1 个基因特异性引物(即 2 个等位基因共有的引物),以及 1 个针对 2 个可能存在的等位基因之一的引物。PCR 产物在琼脂糖凝胶电泳后可见(图 3-2)。由于缺少 PCR 产物表明不存在等位基因,因此 PCR 还应包括在所有样品中都有基因扩增产物的引物,作为 PCR 反应的阳性对照。AS-PCR 也可以设计为在同一反应中以 2 个等位基因为目标,根据 PCR 产物大小进行等位基因识别。

在 PCR-RFLP 中,PCR 反应用于扩增目标等位基因的 DNA 区域。PCR 后使用限制性内切酶水解,然后对等位基因进行区分。可买到的商品限制性内切酶具有高度特异性,可切割 4~6bp 的独特核苷酸序列。水解后通过凝胶电泳分离,根据片段格局来区分等位基因(图 3-3)。

AS-PCR 和 PCR-RFLP 仅限于少量样品和等位基因靶点。多重 PCR 通过使用多对引物,可以在一个反应中同时扩增多个等位基因和 DNA 区域。这样可以减少不同的 PCR 分析数量。在一个反应中可以组合的引物对的数量上,多重反应确实存在限制,并且多重反应分析的初始优化在技术上可能具有挑战性,以确保没有引发错误(或非特异性)的反应。多重 PCR 也是其他类型分析背后的原理,包括实时 PCR 和自动阵列分析。

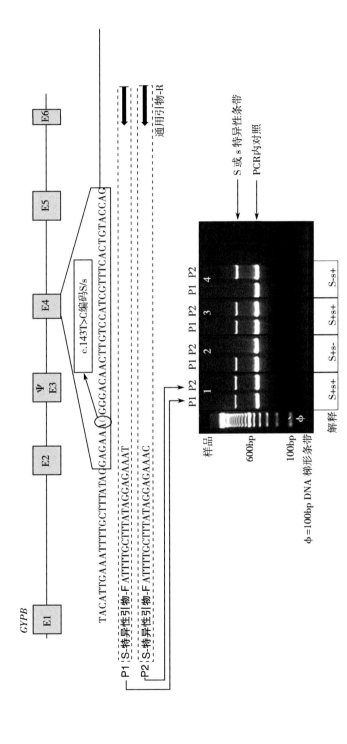

图 3-2 等位基因特异性聚合酶链反应（AS-PCR）检测 *GYPB*S/s*（*GYPB*03/04*）中的 c.143T>C。P1= S 特异性引物 PCR 产物；P2= s 特异性引物 PCR 产物。通用引物用于 P1 和 P2 的 PCR 扩增

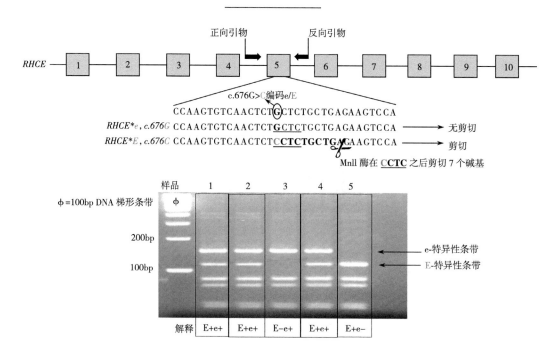

图 3-3　使用 PCR-RFLP 检测 *RHCE*e/E* 的 c.676G>C 变化以及琼脂糖凝胶图。PCR= 聚合酶链反应；RFLP= 限制性片段长度多态性

第 8 节　桑 格 测 序

另一个用于识别新多态性或研究 DNA 特定区域中多个多态性的有用工具,是桑格测序(sanger 测序,sanger sequencing)。Sanger 测序也被称为双脱氧法核苷酸测序,它涉及一种额外的 PCR,其中含有链终止的双脱氧核苷三磷酸(dideoxyribonucleoside triphosphate,ddNTP)(荧光标记的核苷酸)。自动测序仪器分析产品,并在峰值跟踪文件或电泳图中表示数据(每个碱基 A、C、T 和 G 由特定颜色的峰表示)(图 3-4)。可使用各种软件程序(如 Clustal X)将得到的核苷酸序列(长度可达 900bp)与参考序列进行比较分析[18]。

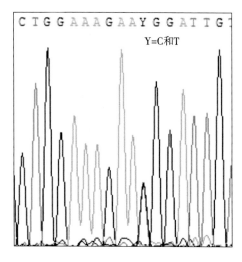

图 3-4　Sanger 测序的电泳图谱示例。每个碱基(腺嘌呤、胸腺嘧啶、胞嘧啶和鸟嘌呤,或 A、T、C 和 G)在扫描中用峰表示,并显示核苷酸序列。同一位置的两个峰值(通常用 A/C/T/G 以外的字母表示)表示杂合性

第 9 节　实时 PCR

在实时 PCR 中,通过测量每个扩增循环后报告分子发出的荧光,实时监控 PCR 过程。有不同类型的荧光报告分子,一些与所有双链 DNA 结合(如 SYBR Green,见下文);而另一些与特定 DNA 序列结合(如 TaqMan 探针,见下文)。与手动 PCR 检测相比,实时 PCR 不需要额外的凝胶电泳步骤,荧光强度(本质上代表 PCR 扩增产量)是实时监测的。实时 PCR 的一个优点是能够扩增微量 DNA,非常适合检测从母体血浆中分离的 cffDNA。一个阴性结果,或靶基因或等位基因(如 *RHD*)未被扩增,不能确定胎儿没有该等位基因(即抗原未在胎儿红细胞上表达)。为了确保胎儿 DNA 确实被分离和扩增,要分析多个靶点,包括胎儿自身而非母亲体内存在的靶点。例如:①高度多态性的短串联重复(short tandem repeats,STR)序列,在胎儿和母亲之间可能存在变异;②已知胎儿为男性时,可使用 Y 染色体标志物。对阴性结果,通常在妊娠后期再次检测,此时血液循环中的 cffDNA 浓度较高。

一、荧光染料掺入法(SYBR Green)

实时 PCR 包含与上文描述的 PCR 分析类似的试剂,但添加了结合双链 DNA 的 SYBR 绿色荧光分子。未结合的 SYBR 绿色染料几乎没有荧光。当染料与双链 DNA 结合时,就会发出荧光。每次 PCR 循环后,发出的荧光与 PCR 产物量成正比。SYBR Green 价格低廉,但它能与所有双链 DNA 结合。尽管通过熔解曲线分析,可以将非特异性 PCR 产物与目标 PCR 产物区分开来,但不可能在一个反应中对各种靶点复合使用。

二、TaqMan 探针法

实时 PCR 可使用 SNP 特异性探针,通过不同颜色的染料(如 TAM、TET、JOE、VIC、SYBR Green)标记,实现多重分析反应。序列特异性探针,如 TaqMan 探针,用报告染料(荧光)和猝灭染料标记。当两种染料靠近时,几乎没有荧光。如果存在特定等位基因且探针在 PCR 过程中结合,则 Taq 聚合酶延伸引物并切割报告染料,将其与猝灭染料分离并发射荧光(图 3-5)。TaqMan 探针确实允许多重分析反应,但目标的数量受到可用荧光染料数量的限制(通常为 2~4 种)。

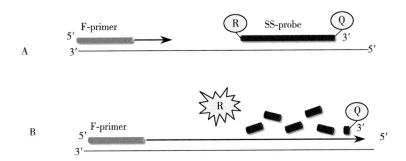

图 3-5　序列特异性探针实时 PCR 示意图。A:正向引物(F-primer)和携带报告染料(R)以及猝灭染料(Q)的序列特异性探针(SS-probe)与 DNA 链结合后很少发出荧光。B:正向引物被延伸时,报告染料被切割并与猝灭染料分离发出荧光

第 10 节　自动基因分型平台

LDT,如 AS-PCR 和 PCR-RFLP,需要大量人力和时间,不适合检测大批量样品。用这种分析方法确定覆盖多个系统的多种多态性,可能需要几天甚至一周的时间,这使得需要快速反馈的患者检测或高通量检测(如供者检测)几乎不可能。因此自动化分析非常适合于快速、经济高效的 SNP 分型。

在过去的 10~15 年中,已经开发了几种半自动血型基因分型平台。《导论》并不打算涵盖所有可用的平台,而是将重点介绍 3 种阵列系统:PreciseType HEA(human erythrocyte antigen,人类红细胞抗原)BeadChip(Immucor,Norcross,GA)、ID CORE XT(Grifols,Research Triangle Park,NC)和 Hemo ID Donor Quick Screen(DQS)(Agena Bioscience,San Diego,CA)。只有前 2 个阵列系统获得了美国食品药品管理局(FDA)的许可。

注:大多数基因分型平台的相似之处,在于它们都包括一个初始的多重 PCR,该 PCR 覆盖了许多基因的 SNP,并且可以在该过程开始后不到 8 小时内获得结果。在引物和/或探针序列和位置、等位基因靶点,以及检测这些等位基因的下游分析方法等方面,它们的总体设计有所不同。

一、PreciseType HEA BeadChip 阵列(Immucor)

Immucor 公司的 PreciseType HEA BeadChip 阵列,是首个获得 FDA 许可的血型基因分型平台,于 2015 年获得批准。它检测 11 个血型系统中与 35 种抗原相关的 24 种多态性[Rh C/c,E/e,VS/V,K/k,$Js^{a/b}$,$Kp^{a/b}$,$Jk^{a/b}$,Fy^a/Fy^b/弱 Fy^b(Fy^x),沉默的 Fy^b(GATA),M/N,S/s/U/U^{var},$Do^{a/b}$,Hy,Jo^a,$Co^{a/b}$,$Di^{a/b}$,$Lu^{a/b}$,$LW^{a/b}$,Sc1/2],以及血红蛋白 S(HbS)的多态性[19,20]。该分析使用与 SNP 或靶向特异性寡核苷酸结合的彩色编码微珠。这些微珠随机固定在硅芯片(BeadChip)上。单孔多重 PCR 用于扩增目标血型基因。去除多余的 PCR 试剂(Taq 酶、dNTPs 等)后,将 PCR 产物制成单链,并与微珠芯片上的寡核苷酸杂交(结合)。如果 DNA 链与寡核苷酸互补,表明存在 SNP 或靶点,则其延伸并结合荧光标记的 dNTP。使用软件程序拍摄荧光强度照片并解码,该软件程序确定成对探针的比率,解释数据,并将结果报告为基因型和预测的表型。

基因型的结果不以核苷酸的形式报告,而是以 AA、AB 和 BB 的形式报告。结果 A 代表与参考位点"一致的"核苷酸,B 代表核苷酸相应的多态性变化(例如,对于 KEL c.578T>C,A 代表 c.578T,B 代表 c.578C;AA= 纯合 T/T,AB= 杂合 T/C,BB= 纯合 C/C)(图 3-6)。因为 RHD 和 RHCE*C 的外显子 2 是相同的,所以在外显子 2 的 c.307C>T 标记是前面描述的基因型 A 和 B 命名规则的例外。基因型表将显示 c.307C/C(RHCE*c)或 c.307C/T(RHCE*C/c)的 Ax 或 AA(有时候显示 AB),以及 c.307T/T(RHCE*C/C)的 BB。由于此分析方法无法确定 AB 中的 B 是来自 RH*C 还是 RHD,因此它不用于预测 C。如果出现 AB,则它是非典型的(且未被软件标记),可能提示有一个 RHCE*C 和另一个 RHCE*c 带有 c.307T[21]。额外的 RHCE 调查是必要的。AA/AB/BB 的另一个例外是 GYPB 标记的低信号(LS)基因型(和表型)结果。对于缺乏大部分 GYPB 基因的样品,预计会产生 S−s−U− 表型(在下面的结果输出中进一步详细讨论)[22]。

PreciseType HEA BeadChip 试剂盒有两种配置:一个 96 人份测试板或 12 个 8 人份测

	基因型		
	血型	多态性	结果
KEL 系统	Kell	698T>C（K1/K2）	AB
		961T>C（Kp）	BB
		1910 C>T（Js）	BB
MNS 系统 SsU	MNS	143T>C（GPBS）	AA
		+5G>T（GPB-In5）	BB
		230C>T（GPB-230）	AA

	预测的表型		
	血型	抗原	结果
Kell		K	+
		k	+
		Kp^a	0
		Kp^b	+
		Js^a	0
		Js^b	+
MNS		S	0
		s	0
		U	var

图 3-6　PreciseType HEA BeadChip（Immucor）的 KEL 和 MNS 结果输出示例。基因型结果报告为 A 和 B（AA= 纯合子，AB= 杂合子，BB= 纯合子），而非核苷酸。变异体（var）指 U 抗原变异体

试载玻片，一次运行分别需要 93 个或至少 5 个样品（加上 2 个阳性和 1 个阴性/无 DNA 对照）。除了 HEA 分析外，Immucor 还有仅供研究使用（research-use-only，RUO）的 BeadChip 产品，针对部分但非全部 *RHD* 变异体、*RHCE* 变异体，以及已知的人类血小板抗原（human platelet antigen，HPA）。

二、ID CORE XT，基于 Luminex 的阵列（Grifols）

Grifols 公司的基于 Luminex 的血型基因分型平台，ID CORE XT 于 2018 年获得 FDA 批准。它针对 29 个多态性，测定 10 个血型系统的 37 种红细胞抗原［Rh C/c，E/e，V/VS，C^W，hr^B，hr^S，K/k，Js$^{a/b}$，Kp$^{a/b}$，Jk^a/Jk^b（包括沉默 *JK* 的两个 SNPs），Fy$^{a/b}$/弱 Fy^b（Fy^x），沉默的 Fy^b（GATA），M/N，S/s/U/U^{var}，Mi^a，Di$^{a/b}$，Do$^{a/b}$，Hy，Jo^a，Co$^{a/b}$，Lu$^{a/b}$，和 Yt$^{a/b}$］[23]。使用流式细胞仪读取具有独特颜色编码的微球（即珠子），它们结合了 SNP 或分析物特异性寡核苷酸探针。使用生物素标记的核苷酸（特别是脱氧胞苷三磷酸，或 dCTP）进行初始单孔多重 PCR。PCR 产物与微球（含有寡核苷酸探针）杂交，随后用链霉亲和素-藻红蛋白（streptavidin-phycoerythrin，SA-PE）标记，SA-PE 与生物素具有高度亲和力。使用基于双激光流式细胞术的检测，在 Luminex 200 仪器上读取标记的样品，其中一个激光对微球和 SNP/分析物进行分类，另一个激光对 SA-PE 信号进行分类。软件对原始数据进行分析和解释，并生成带有基因型和所预测表型的报告（图 3-7）[24]。

该分析提供了 96 个样品的预配制试剂，并允许仅运行 1 个样品（加上对照）的灵活性。Grifols 还基于相同的方法提供了另外两种仅供研究使用（RUO）的分析:一种针对 HPA；另一种针对定义弱 D 表型 1、2 和 3，D 阴性（*RHD* 缺失，*RHD* 假基因），以及 HPA-1 的 6 个标记。

基因型

预测的表型

血型	多态性	结果	预测的等位基因
Kell	*KEL*:c.578T>C	TC	*KEL*k_KPB_JSB*
	KEL:c.841T>C	CC	
	KEL:c.1790C>T	TT	

血型	抗原	结果
Kell	K（KEL1）	+
	k（KEL2）	+
	Kpa（KEL3）	0
	Kpb（KEL4）	+
	Jsa（KEL6）	0
	Jsb（KEL7）	+

KEL 系统

血型	多态性	结果	预测的等位基因
MNS	*GYPB*:c.143T>C	TT	*GYPB*S_null* （IVS5+5t）
	GYPB:c.230C>T	CC	
	GYPB:c.270+5G>T	TT	
	GYP.杂交	缺失	

血型	抗原	结果
MNS	S（MNS3）	0
	s（MNS4）	0
	U（MNS5）	+（4）
	Mia（MNS7）	+

MNS 系统 S/s/U

图 3-7　ID CORE XT（Grifols）关于 KEL 和 MNS SsU 以及 Mia 的结果输出示例。U 显示了一个标志（4），相应的变异抗原表达显示在注释栏（由于空间限制,注释栏未显示）

三、Hemo ID DQS,MALDI-TOF（Agena）

本试验仅供研究使用（RUO）,未经 FDA 批准用于标记血液制品。基质辅助激光解吸电离飞行时间质谱（MALDI-TOF）最初用于蛋白质组学研究,可分析碳水化合物、脂质和蛋白质分子,并首次被一些临床微生物学实验室用于快速鉴定细菌和一些真菌。MALDI-TOF 可用于血型 DNA 检测,因为 DNA 片段的质量/电荷不同,甚至可以通过该技术检测到单核苷酸差异。Agena Hemo ID DQS 测试面板针对 12 个血型系统中 41 种抗原的 34 种分析物 [Rh C/c,E/e,V/VS,C^W,C^X,hr^B,hr^S,Crawford,K/k,Js$^{a/b}$,Kp$^{a/b}$,Jk^a/Jk^b,Fy$^{a/b}$/ 弱 Fy^b（Fy^x）,沉默的 Fy^b（GATA）,M/N,S/s/U/U^{var},Di$^{a/b}$,Do$^{a/b}$,Hy,Jo^a,Co$^{a/b}$,Sc1/2,LW$^{a/b}$,Lu$^{a/b}$, 和 Yt$^{a/b}$],以及 3 种 β-珠蛋白变体（HbS、HbC 和 HbE）[25,26]。该分析涉及 2 种多重 PCR 过程（需要 2 个孔）来检测各种靶点。PCR 扩增后,用虾碱性磷酸酶（shrimp alkaline phosphatase,SAP）处理,使其他未结合的 dNTPs 失活。将 SNP 特异性延伸引物,和终止混合物添加到样品中进行单碱基延伸反应。延伸引物与靶标相邻结合,如果样品中存在互补碱基,则延伸 1 个碱基并终止。

后续步骤在 Agena 质谱分光光度计内自动完成。用离子交换树脂去除可能干扰下游质谱读数的过量的盐。样品被分配到一个专有的 SpectroCHIP 矩阵阵列上并结晶。晶体暴露在激光束脉冲下,导致延伸引物分子解吸、电离并加速通过飞行室,直到探测步骤。飞行时间（TOF）取决于分子的质量和电荷,具有相同电荷的较小质量的分子,比较大质量的分子移动得更快。质谱峰用 x 轴上的质量电荷和 y 轴上的强度绘制。用软件分析结果,报告基因型和预测的表型。图 3-8 显示了平台的一些结果。虽然这里未显示分析目标,但也可以作为附加列在软件中显示[27]。

血型或抗原		基因型（ISBT）	预测表型（ISBT）	预测表型（传统）
KEL 系统	大 K			+
	小 k			+
	Kp(a)	*KEL*01/ KEL*02*	KEL：1，2	0
	Kp(b)			+
	Js(a)			0
	Js(b)			+
MNS 系统 S/s/U	**S**			**0**
	s	*GYPB*03N.01/GYPB*03N.01*	MNS：−3，−5，5W	0
	U			var

图 3-8 HEMO ID DQS（Agena）的 KEL 和 MNS SsU 结果输出示例。由于空间限制未显示靶标和结果。变异体（var）指 U 抗原变异体

　　与 Grifols ID CORE XT 分析一样，Hemo ID DQS 提供配制好的试剂，并允许仅运行 1 个样品(加上对照组)的灵活性。Agena MALDI-TOF 系统能够定制具有特定目标的测试项目，还可以根据需要添加或删除检测目标。这些测试项目需要内部优化和验证，以及设计用于结果解释的软件。尽管定制测试项目的设计可能令人望而生畏，但它是无法更改的商品分析的一个有吸引力的替代品，为特定患者或供者群体设计检测项目提供了可能性，并有可能随着新抗原和血型的发现而增加新的靶点。

第 11 节　不同基因分型方法的比较

　　不同的半自动化平台提供了同时检测临床意义重要的常见红细胞抗原、没有用于分型的商品抗血清的抗原，以及罕见或不常见抗原的等位基因的优势。选择或使用一种或多种基因分型方法或平台进行检测的决定，可能会受到该方法所分析的等位基因、工作流程、分析成本、设备成本和/或实施的难易程度的影响。表 3-1 对比了几种分型方法和平台之间的差异。

表 3-1　基因分型方法和平台的比较

检测方法	费用	最小样品数量	软件	最终报告	FDA 许可	检测灵活性
LDTs	低	1	×	×	×	√
Sanger 测序	低至中等	1	√	×	×	√
实时 PCR	中等	1	√	×	×	√

续表

检测方法	费用	最小样品数量	软件	最终报告	FDA 许可	检测灵活性
Precise Type HEA（Immucor）	中等	93 或 5	√	√	√	×
ID CORE XT（Grifols）	中等	1	√	√	√	×
HEMO ID DQS（Agena）	中等	1	√	√	×	√

LDTs= 实验室开发的检测；PCR= 聚合酶链反应；HEA= 人类红细胞抗原；DQS= 供者快速筛查。

一、不寻常和罕见抗原

自动化分析中的许多靶点相似，但某些靶点不同。Grifols ID CORE XT 和 Agena Hemo ID DQS 的目标是 C^W、hr^S、hr^B 和 Yt。Immucor PreciseType HEA BeadChip 具有 hr^B 标记（RHCE c.733C>G 和 c.1006G>T），但预测的表型中未报告该抗原。除下文所述的部分 C 抗原外，ID CORE XT 和 Hemo ID DQS 平台还指明可能存在部分 c 和 e。审查 PreciseType HEA 基因型的客户必须确定部分 c 和 e。ID CORE XT 独有 3 个沉默 JK 等位基因的 2 个标记［JK*02N.01 和 JK*01N.06 的 c.342-1G>A（表示为 IVS5-1a），JK*02N.06 的 c.871T>C］和杂交 GYP（Mi^a），但没有 LW^a/LW^b 或 Sc1/2。Hemo ID DQS 检测面板也有 RHCE 标记［c.48G>C，c.106G>A 表示 C^X（RH9），c.697C>G 表示 Crawford（RH43）］。

二、部分 C+

所有 3 个商品平台都包括 RHCE 靶点 c.733C>G 和 c.1006G>T，它们是可能的杂交 RHD 等位基因［RHD*DIIIa-CE(4-7)-D；RHD*03N.01］的替代标记，该等位基因编码部分 C 抗原（在 RHD 位点，而非 RHCE）。由于这些标志物与该部分杂交 RHD 代表的 C+ 没有明确的联系，当这些变化存在且样品没有常规的 RHCE*C 等位基因时，PreciseType HEA 和 Hemo ID DQS 对部分 C 的表达无法明确，PreciseType HEA 的 C 结果显示为（+）*，Hemo ID DQS 的 C 结果显示为（+）H，以表明可能存在部分 C。需要进行额外的检测，包括红细胞血清学检测或 RH 基因分型，以确定 C 的情况。ID CORE XT 专门检测杂交 RHD 的标志物；因此可直接测定部分 C+。

三、结果输出

在所有 3 种分析中，由于 PCR 扩增、探针延伸或与样品杂交时一个或多个靶点可能无效，这可能会导致低信号或不确定呼叫（或类似结果）。目前对于 FDA 许可的 PreciseType HEA 和 ID CORE XT 分析，由于没有对 1 个等位基因和/或抗原进行 PCR 扩增引起的任何不确定的情况，或低信号都会阻止样品中所有结果的输出。例外情况是 S-s-U- 表型缺乏大部分 GYPB 基因，导致 S 和 s 没有扩增和低信号（在 PreciseType HEA 上报告为 LS）。一些不确定的呼叫和低信号是由变异引起的，影响了引物或探针的结合，是已知的分析限制。例如，对于 PreciseType，存在 RHCE*ceMO（e 变体）与反式的 RHCE *cE 和 HbSC 标记，可分别导致对 e/E 和 HbS 探针的干扰，并出现无法输出结果的不确定呼叫。

一个或多个靶点的不确定呼叫或低扩增，也可能发生在大量多重分析中，有时对同一

DNA 或第二次提取的 DNA 进行重复测试,可能会获得有效结果。分析失败也可能是由于 DNA 浓度低、质量差,或影响 PCR 引物结合和/或内部探针延伸的核苷酸的变化。DNA 的数量和质量,可以用紫外分光光度计来评估,或者更粗略地说可以用琼脂糖凝胶电泳来观察。当样品重复出现问题时,应通过分光光度计验证样品的完整性,如果可以接受,调查将包括对包含引物和探针位置的目标区域进行 DNA 测序,以确定可能导致问题的任何核苷酸变化。

对于大多数抗原,可通过分析单个 SNP 进行预测;但对于某些抗原,如在 Rh、Duffy 和 MNS 系统中,需要针对多个 SNP。软件算法的预测是使用最可能的 SNP 组合来预测抗原状态。当遇到罕见的组合且无法进行确定的抗原预测时,PreciseType HEA 的分析结果将显示 PV(possible variant,可能的变体),Hemo ID DQS 显示 UNK 或 UNX(unknown,未知),ID CORE XT 在脚注中显示 UN(unknown,未知)或替代结果。例如,c.−67T>C GATA 突变与红细胞上 Fy^b 抗原的沉默有关。然而,这种变化也在 *FY*A*(*FY*01*)背景下被报道过,虽然很少,但会让 Fy^a 沉默。如果样品基因型为 *FY*A*(*FY*01*)纯合子和 c.−67T>C 纯合子(或杂合子),则 Fy^a 抗原结果将显示为 PV 或 UN/UNX,具体取决于分析平台。如果样品基因型有 *FY*A/B*(*FY*01/02*)和 c.−67T>C 的杂合子,PreciseType 将假定变化发生在 *FY*B*(*FY*02*)上,并预测 Fy(a+b−)。ID CORE XT 将报告相同的情况,但也会显示一个脚注说明"Fy(a−b+)也可能,但可能性较小"。

注:有关呼叫解释、限制和脚注的完整列表,请参阅当前制造商的包装说明书。

四、其他平台

需要注意的是,本章并未全面涵盖目前市场上的不同平台。下面列出了血型基因分型领域中使用的一些其他系统和平台。

- BAGene:基于凝胶的系统。
- Inno-train:基于凝胶的实时 PCR 系统。
- Linkage BioScience Thermo Scientific:实时 PCR 系统。

参 考 文 献

1. Hyland CA, Millard GM, O'Brien H, et al. Non-invasive fetal RHD genotyping for RhD negative women stratified into RHD gene deletion or variant groups: Comparative accuracy using two blood collection tube types. Pathology 2017;49(7):757-64.
2. Daniels G, Finning K, Martin P, et al. Fetal blood group genotyping from DNA from maternal plasma: An important advance in the management of haemolytic disease of the fetus and newborn. Vox Sang 2004;87:225-32.
3. Clausen FB, Christiansen M, Steffensen R, et al. Report of the first nationally implemented clinical routine screening for fetal RHD in D− pregnant women to ascertain the requirement for antenatal RhD prophylaxis. Transfusion 2012; 52:752-8.
4. Haimila K, Sulin K, Kuosmanen M, et al. Targeted antenatal anti-D prophylaxis program for RhD-negative pregnant women - outcome of the first two years of a national program in Finland. Acta Obstet Gynecol Scand 2017;96(10):1228-33.
5. de Haas M, Thurik FF, van der Ploeg CP, et al. Sensitivity of fetal RHD screening for safe guidance of targeted anti-immunoglobulin prophylaxis: Prospective

cohort study of a nationwide programme in the Netherlands. BMJ 2016; 355:i5789.

6. Hawkins N, Nicol D, Chandrasekharan C, et al. The continuing saga of patents and non-invasive prenatal testing. Prenat Diagn 2019;39(6):441-7.

7. Ma KK, Rodriguez MI, Cheng YW, et al. Should cell-free DNA testing be used to target antenatal rhesus immune globulin administration? J Matern Fetal Neomatal Med 2016;29(11):1866-70.

8. Callender ST, Kay HE, Lawler SD, et al. Two populations of Rh groups together with chromosomally abnormal cell lines in the bone marrow. Br Med J 1971;1:131-3.

9. Cooper B, Tishler PV, Atkins L, Breg WR. Loss of Rh antigen associated with acquired Rh antibodies and a chromosome translocation in a patient with myeloid metaplasia. Blood 1979;54:642-7.

10. Cherif-Zahar B, Bony V, Steffensen R, et al. Shift from Rh-positive to Rh-negative phenotype caused by a somatic mutation within the RHD gene in a patient with chronic myelocytic leukaemia. Br J Haematol 1998;102:1263-70.

11. Murdock A, Assip C, Hue-Roye K, et al. RHD deletion in a patient with chromic myeloid leukemia. Immunohematology 2008;24(4):160-4.

12. Wenk RE, Chiafari FA. DNA typing of recipient blood after massive transfusion. Transfusion 1997;37:1108-10.

13. Legler TJ, Eber SW, Lakomek M, et al. Application of RHD and RHCE genotyping for correct blood group determination in chronically transfused patients. Transfusion 1999;39:852-5.

14. Reid ME, Rios M, Powell VI, et al. DNA from blood samples can be used to genotype patients who have recently received a transfusion. Transfusion 2000; 40:48-53.

15. Rozman P, Dovc T, Gassner C. Differentiation of autologous ABO, RHD, RHCE, KEL, JK, and FY blood group genotypes by analysis of peripheral blood samples of patients who have recently received multiple transfusions. Transfusion 2000;40:936-42.

16. Mullis KB, Faloona FA. Specific synthesis of DNA in vitro via a polymerase-catalyzed chain reaction. Methods Enzymol 1987;155:335-50.

17. Yazer MH, ed. Standards for molecular testing for red cell, platelet, and neutrophil antigens. 4th ed. Bethesda, MD: AABB, 2018.

18. Larkin MA, Blackshields G, Brown NP, et al. Clustal W and Clustal X version 2.0. Bioinformatics 2007;23:2947-8.

19. Hashmi G, Shariff T, Seul M, et al. A flexible array format for large-scale, rapid blood group DNA typing. Transfusion 2005;45:680-8.

20. Hashmi G, Shariff T, Zhang Y, et al. Determination of 24 minor red blood cell antigens for more than 2000 blood donors by high-throughput DNA analysis. Transfusion 2007;47(4):736-47.

21. Vege S, Johnson N, Velliquette R, et al. A novel allele with nucleotide 307C > T (Pro103Ser) on RHCE*ceAG (254C>G) encodes robust C antigen. Transfusion 2013;53(S2):30A.

22. PreciseType, HEA Molecular BeadChip Test (package insert). 190-20210-EN Rev. E. Norcross, GA: Immucor, 2016.

23. Finning K, Bhandari R, Sellers F, et al. Evaluation of red blood cell and platelet antigen genotyping platforms (ID CORE XT/ID HPA XT) in routine clinical practice. Blood Transfus 2016;14(2):160-7.

24. ID CORE XT (package insert). PI_ID_CORE_XT_EN_FDA_01. Research Triangle Park, NC: Grifols, 2018.

25. Gassner C, Meyer S, Frey BM, Vollmert C. Matrix-assisted laser desorption/ionisation, time-of-flight mass spectrometry-based blood group genotyping—the alternative approach. Transfus Med Rev 2013;27(1):2-9.

26. Meyer S, Vollmert C, Trost N, et al. High-throughput Kell, Kidd, and Duffy

matrix-assisted laser desorption/ionization, time-of-flight mass spectrometry-based blood group genotyping of 4000 donors shows close to full concordance with serotyping and detects new alleles. Transfusion 2014;54(12):3198-207.

27. Hemo ID Donor Quick Screen Panel user guide. USG-CUS-078 Rev01 8/15/17. San Diego, CA: Agena Bioscience, 2017.

第4章

简 单 系 统

在《导论》中,当一个系统是保守的时,它被认为是"简单的",通过测试基因中的1个或几个靶点,可以准确预测大多数人群的抗原。这不应被误解为这些系统没有缺失、弱抗原或部分抗原,或者血清学和DNA结果之间不存在不一致。[染色体位置、外显子数量和与基因相关的其他信息见附录2;与抗原相关的单核苷酸多态性(SNPs)见附录3。]

一些带有对偶抗原的系统通常与单个SNP(如Di^a/Di^b、Co^a/Co^b、Yt^a/Yt^b、LW^a/LW^b和Sc1/Sc2)相关,并可由许多半自动基因分型平台预测(详情见附录3)。这些抗原的血清学和DNA检测之间不一致的情况并不常见,因为没有标准的分型试剂,也没有对它们进行常规检测。

第1节 Duffy 血型系统

Duffy血型系统目前有5种抗原被国际输血协会(ISBT)[1]认可,并由位于染色体1上的*ACKR1*基因(以前叫*DARC*)编码(图4-1)。Fy^a和Fy^b是对偶抗原,由外显子2的一个SNP决定,c.125A>G(p.Asp42Gly),分别编码Fy^b和Fy^a抗原。商品基因分型平台使用3个SNP,c.125A>G、c.-67T>C和c.265C>T,来预测Fy抗原状态[2-4]。

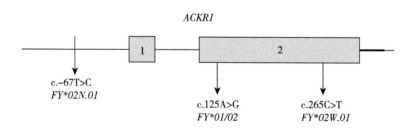

图4-1 *ACKR1* 基因图谱

一、GATA 盒(c.-67T>C)

Fy(a-b-)表型在非洲血统的个体中很常见,这是由于Duffy基因的GATA-1启动子发生了变化,该基因抑制了红系细胞上Fy^b抗原的表达。这种变化位于AUG起始密码子上游67个碱基对(bp),写为c.-67T>C。GATA-1(通常称为GATA盒)突变不会影响Fy在身体其他组织中的表达,如毛细血管和毛细血管后微静脉的内皮细胞、肾集合管的上皮细胞、肺泡和小脑的浦肯野细胞[5];因此,这些个体没有产生同种抗-Fy^b的风险[6-9]。这种变

异几乎完全是与 *FY*B* 顺式遗传[10]，在 *FY*A* 上很少有报道[11]。因此，通过商品基因分型平台进行的抗原预测，将假定 c.-67T>C 变化(如果存在)发生在 *FY*B* 上(等位基因称为 *FY*02N.01*，N 代表"缺失")。

二、抗原匹配输血

由于 GATA-1 突变而具有 Fy(b−) 表型[Fy(a−b−) 或 Fy(a+b−)]的患者可以接受 Fy(b+)红细胞输血(如果他们没有抗-Fy3 或抗-Fy5)。表型 Fy(a−b−) 的个体可以(尽管很少)产生抗-Fy3 和/或抗-Fy5。对于那些需要长期抗原匹配(如镰状细胞病患者)和/或有多种抗体的患者，取消对 Fy(b−) 红细胞的要求，可极大增加潜在的输血供者数量。

三、抗原表达(剂量)

在抗体鉴定中，通常假设 Fy(a+b−) 或 Fy(a−b+) 细胞分别表达双倍剂量的 Fy^a 或 Fy^b 抗原。然而考虑到非洲血统个体中 GATA 盒突变的普遍性，基因分型可以分别在 Fy(a+b−) 或 Fy(a−b+) 样品中，确认单剂量或双剂量 Fy^a 或 Fy^b。如果细胞的其他表型表明样品来自非洲种族，如 Ro、Js(a+)、V+ 和/或 VS+、S−s−、Le(a−b−) 等细胞，则在假设 Fy 双倍剂量时应谨慎。

四、Fy^X(c.265C>T)

Fy^X 表型与 Fy^b 的弱表达相关，由 *ACKR1* 外显子2(等位基因 *FY*02W.01*；"W" 表示弱)中的 c.265C>T(p.Arg89Cys)编码。该 SNP 是商品基因分型平台预测 Fy^X 表型的靶标。与 GATA 盒变化类似，这种变化主要与 *FY*B* 顺式遗传，但大部分在欧洲血统的人中发现。Fy^X 是供者和患者抗原分型差异的最常见原因之一。Fy^b 抗血清可能不会与 Fy^X 红细胞发生反应，如果发生反应，反应强度比预期的弱。通常情况下，如果这些样品也表达 Fy^a，则它们会被归类为 Fy(b−)。到目前为止，没有关于 Fy^X 个体产生抗-Fy^b 的报告，也没有抗-Fy^b 患者接受 Fy^X 红细胞产生输血反应报告。

五、稀有等位基因

虽然罕见，但 GATA-1 变化以及 c.265C>T，可能在 *FY*A* 而非 *FY*B* 的细胞中顺式遗传[12]。半自动平台的抗原预测基于最可能的基因型。意外的等位基因组合，如 *FY*A* 纯合但 c.-67T>C 呈阳性的等位基因组合，基因分型平台可能会做出标记。基因型报告的审查、进一步的 FY 基因调查和/或血清学检测有助于阐明抗原状态。

第2节　Kidd 血型系统

Kidd 血型系统有3种被 ISBT 认可的抗原(Jk^a、Jk^b 和 Jk3)，由 *SLC14A1* 编码。该基因位于18号染色体上，由10个外显子[13](以前为11)[14]组成。外显子8中的 c.838G>A(p.Asp280Asn)变化编码 Jk^a/Jk^b 抗原。许多 *JK* 变异与弱表型或缺失表型相关(目前有24个 null 等位基因)。最常见的沉默等位基因是内含子4剪接位点改变，导致 *JK*B* 背景上的选择性剪接(c.342-1G>A；*JK*02N*01*)。此外，c.130G>A(p.Glu44Lys；*JK*01W.01*)处的一个常见变化编码弱 Jk^a 或可能部分 Jk^a；具有该等位基因的个体产生的抗-Jk^a 的临床意义尚不清楚[15,16]。

一、Kidd 的检测

除了 ID CORE XT(Grifols,Research Triangle Park,NC)之外,半自动基因分型平台不检测 JK 变异体,ID CORE XT 平台针对与沉默的 $JK*A$ 和 $JK*B$ 等位基因相关的 2 个 SNP (c.342–1G>A 和 c.871T>C)。基因分型平台不检测罕见的 In(Jk)表型,该表型不是由 JK 而是由另一个基因位点变化编码[17]。该表型与 Jk 抗原严重抑制的表达相关,常规血清学可能定型为 Jk(a–b–)表型,但 DNA 检测预测为 Jk 抗原阳性。

区分 Jk 自身抗体和同种抗体可能非常困难,尤其是当患者最近接受输血时。由于基因分型揭示了许多遗传变异,因此被指定为自身抗体的一些抗体(如果不是很多的话)可能是同种异体抗体[18-21]。

二、为什么 Kidd 抗原的自身抗体会很复杂

确定同种异体抗体和自身抗体可能很困难,回顾患者的病史很重要。需要考虑的一些要点:

1. 近期输血史。
2. 用于血清学检测的方法(比如固相法中抗体对 Kidd 抗原敏感)。
3. 药物;在一些测试系统和药物中,抗体可以直接针对对羟基苯甲酸酯类物质[22(p665),23-24]:
   ——α-甲基多巴与自身抗-Jk^a 相关,导致急性溶血[25]。
   ——磺酰脲类药物与自身抗-Jk^a 有关[20]。
4. 微生物学结果;细菌感染或污染样品[22(p665),26]:
   ——奇异变形杆菌与自身抗-Jk^b 形成和短暂溶血有关。
   ——奇异变形杆菌和屎肠球菌与红细胞获得性"Jk^b 样"抗原有关。

第 3 节　Dombrock 血型系统

Dombrock 由 $ART4$ 基因编码,有 3 个外显子,位于 12 号染色体短臂上。ISBT 认可 10 种抗原[27],其中 4 种可由商品 DNA 平台检测:Do^a/Do^b 对偶抗原。以及高频抗原 Hy 和 Jo^a。半自动基因分型平台使用 c.793A>G 变化(分别为 Do^a 和 Do^b)预测这些抗原。此外他们还研究了非洲血统人群中常见的两种变化:$DO*B$ 背景的 c.323G>T 编码 Hy-[和 Jo(a–)]表型,$DO*A$ 背景的 c.350C>T 编码 Jo(a–)(和 Hy+^{w})表型。

已报道有一些 Hy-细胞为 Jo(a+^{w})型[28],而不是预期的 Jo(a–),定型的差异可能取决于试剂[5,29]。存在 c.323G>T 变化时,Jo^a 的预测取决于软件算法,经美国食品药品管理局(FDA)许可的两个平台,PreciseType HEA 和 ID CORE XT 假定为 Jo(a–)。Gy(a–)(或 Do$_{null}$)表型罕见,目前有 6 个已知的等位基因导致这种表型。基因分型平台不包括检测 Gy (a–)的靶标,这些表型一般通过 DO 基因测序进行研究。

众所周知针对 Dombrock 抗原的抗体,可导致迟发性溶血性输血反应,但在体外尚不清楚。由于没有许可的抗血清,而且多克隆(人源性)抗血清也不容易获得,DNA 检测已成为对患者和供者进行 Dombrock 分型的标准。

第 4 节　Kell 血型系统

Kell 系统目前有 36 个被 ISBT 认可的抗原[30],由 *KEL* 基因编码,该基因由 7 号染色体上的 19 个外显子组成。根据抗原数量,Kell 是仅次于 Rh 和 MNS 的第 3 大血型系统。大多数抗 Kell 的抗体在输血中很重要,可导致胎儿和新生儿的轻度至重度溶血病。商品分子平台包括 3 个 SNPs,用于预测 6 种常见抗原(K/k、Kp^a/Kp^b、Js^a/Js^b)(详见附录 3)。

有几种机制可以导致 Kell 抗原表达减弱或消失。目前有 30 个已知的等位基因产生无效表型,12 个等位基因产生 $Kell_{mod}$。弱表达的 Kell 抗原血清学可能无法检测到,结果也可能与预测表型不一致。所有与 Kp^a 顺式的 Kell 抗原的表达,都会降低/减弱(顺式修饰效应)[31-33][有趣的是,由于 Kp(a+b−)红细胞的 Kell 糖蛋白表达降低,Kell 系统中针对高频抗原的抗体最初可能是抗-Kp^b]。Kell 的表达也会受到 *XK* 基因变化的影响,*XK* 基因的变化会导致所有 Kell 抗原显著减弱(McLeod 表型)(另见第 2 章和第 6 章)。当糖蛋白 C 和/或糖蛋白 D 发生变化时,Kell 抗原也会减弱,如 Gerbich 和 Leach 表型(分别为 GE:−2,−3,4 和 GE:−2,−3,−4)。然而在 Yus 表型(GE:−2,3,4)中,未观察到这种减弱[5,22(pp633−4)]。

第 5 节　Lutheran 血型系统

Lutheran 系统目前有 27 个被 ISBT 识别的抗原[34],是仅次于 Rh、MNS 和 Kell 的第 4 大血型系统。Lutheran 糖蛋白由 *BCAM* 编码,位于 19 号染色体上,有 15 个外显子。编码 Lu^b 和 Lu^a 的 SNP 位点 c.230G>A 是商品基因分型平台的靶标。Lutheran 系统中有 3 个多态性抗原:Lu^a 抗原和对偶抗原 Au^a 和 Au^b。据报道大约 90% 的个体携带 Au^a 抗原,68% 的非洲血统和 51% 的欧洲血统个体携带 Au^b 抗原。抗-Au^a 和抗-Au^b 很少被发现,因此 DNA 检测是定型的首选方法。Au^a 和 Au^b 以及其他低频或高频的 Lu 抗原没有被商品平台纳入检测。

真正 Lu(a−b−)表型不表达任何 Lutheran 抗原,归因于 Lu 基因失活突变和隐性突变的纯合性(或复合杂合性)。具有这种表型的个体有产生同种抗-Lu3 的风险。除了 LU 基因的改变,Lutheran 糖蛋白的表达也依赖于 *KLF1/EKLF* 基因编码的 EKLF(红系 Krüppel 样因子)。杂合的 *KLF1* 基因的失活变化可导致显性 In(Lu)表型,这种表型通常被分型鉴定为 Lu(a−b−),其 Lutheran 抗原的表达非常弱(可通过吸附放散实验检测)[35]。此外,KN、IN、P1、MER2 和 AnWj 抗原会因 In(Lu)表型而减弱[22(p679)]。DNA 检测有助于区分真正的 Lu(a−b−)和 In(Lu)表型。

商品基因分型试验仅针对与 Lu^a/Lu^b 抗原相关的 SNP,不会检测 Lu_{null} 或 In(Lu)的献血者。这些通过血清学筛查确定的供者血液成分,对于携带抗高频 Lu 抗原抗体的患者输血,以及获得罕见的冰冻红细胞试剂,具有极其重要的价值(参见第 6 章,了解与 Lutheran 系统有关的定型不符的例子)。

第6节 Vel 血型系统

Vel 的分子基础由 3 个实验室独立发现,并于 2013 年报道[36-38]。Vel 由 *SMIM1* 编码,4 个外显子组成,位于 1 号染色体上。Vel- 表型是 *SMIM1*(c.64_80delAGCTAGGGCTGTC)外显子 3 中 17bp 缺失的结果。此外,外显子 4 中的 c.152T>A 变化与 Vel_{weak} 表型相关,c.152T>G 与 Vel_{weak}/Vel-表型相关。目前还没有商品抗血清可用于 Vel 的分型,人源的抗血清可能会将 Vel_{weak} 供者误分为 Vel-。商品基因分型平台不包括 Vel。

参 考 文 献

1. Working Party on Red Cell Immunogenetics and Blood Group Terminology. Names for FY (ISBT 008) blood group alleles v4.1 160816. Amsterdam: International Society of Blood Transfusion, 2016. [Available at http://isbtweb.org/working-parties/red-cell-immunogenetics-and-blood-group-terminology/ (accessed August 8, 2019).]
2. PreciseType, HEA Molecular BeadChip Test (package insert). 190-20210-EN Rev. E. Norcross, GA: Immucor, 2016.
3. ID CORE XT (package insert). PI_ID_CORE_XT_EN_FDA_01. Research Triangle Park, NC: Grifols, 2018.
4. Hemo ID Donor Quick Screen Panel user guide. USG-CUS-078 Rev01 8/15/17. San Diego, CA: Agena Bioscience, 2017.
5. Reid ME, Lomas-Francis C, Olsson ML. The blood group antigen factsbook. 3rd ed. London: Elsevier Academic Press, 2012.
6. Chaudhuri A, Polyakova J, Zbrzezna V, Pogo AO. The coding sequence of Duffy blood group gene in humans and simians: Restriction fragment length polymorphism, antibody and malarial parasite specificities, and expression in noneryth-roid tissues in Duffy-negative individuals. Blood 1995;85(3):615-21.
7. Peiper SC, Wang ZX, Neote K, et al. The Duffy antigen/receptor for chemokines (DARC) is expressed in endothelial cells of Duffy negative individuals who lack the erythrocyte receptor. J Exp Med 1995;181:1311-17.
8. Tournamille C, Colin Y, Cartron JP, Le Van Kim C. Disruption of a GATA motif in the Duffy gene promoter abolishes erythroid gene expression in Duffy-negative individuals. Nat Genet 1995;10:224-8.
9. Iwamoto S, Li J, Omi T, et al. Identification of a novel exon and spliced form of Duffy mRNA that is the predominant transcript in both erythroid and postcapillary venule endothelium. Blood 1996;87:378-85.
10. Daniels G. Human blood groups. 3rd ed. Oxford, UK: Wiley-Blackwell, 2013.
11. Zimmerman PA, Woolley I, Masinde GL, et al. Emergence of *FY*A*(null) in a *Plasmodium vivax*-endemic region of Papua New Guinea. Proc Natl Acad Sci U S A 1999;96(24):13973-7.
12. Arndt PA, Horn T, Keller JA, et al. First example of an *FY*01* allele associated with weakened expression of Fyᵃ on red blood cells. Immunohematology 2015;31(3):103-7.
13. Working Party on Red Cell Immunogenetics and Blood Group Terminology. Names for JK (ISBT 009) blood group alleles v5.1 190123. Amsterdam: International Society of Blood Transfusion, 2019.
14. Working Party on Red Cell Immunogenetics and Blood Group Terminology. Names for JK (ISBT 009) blood group alleles v4.0 160705. Amsterdam: International Society of Blood Transfusion, 2016.

15. Wester ES, Storry JR, Olsson ML. Characterization of Jk(a+^{weak}): A new blood group phenotype associated with an altered JK*01 allele. Transfusion 2011; 51:380-92.

16. Velliquett RW, Burgos A, Vege S, et al. Alloanti-Jk^a and alloanti-Jk^b in a patient initially predicted to be Jk(a+b+). Transfusion 2015;55S:34A-5A.

17. García-Sánchez F, Krause D, Pérez-García D, et al. A Zinc-Finger deletion at ZNF850 defines the dominant Kidd–null red blood cell phenotype (INJK) with familiar mood disorder. Vox Sang 2017;112(Suppl 1):53.

18. García-Muñoz R, Anton J, Rodriguez-Otero P, et al. Common variable immuno-deficiency and Evans syndrome complicated by autoimmune hemolysis due to anti-Jk^a auto-antibodies. Leuk Lymphoma 2008;49(6):1220-2.

19. Ganly PS, Laffan MA, Owen I, Hows JM. Auto-anti-Jk^a in Evans' syndrome with negative direct antiglobulin test. Br J Haematol 1988;69(4):537-9.

20. Sosler SD, Behzad O, Garratty G, et al. Acute hemolytic anemia associated with a chlorpropamide-induced apparent auto-anti-Jk^a. Transfusion 1984;24(3):206-9.

21. Ellisor SS, Reid ME, O'Day T, et al. Autoantibodies mimicking anti-Jk^b plus anti-Jk3 associated with autoimmune hemolytic anemia in a primipara who delivered an unaffected infant. Vox Sang 1983;45(1):53-9.

22. Issitt PD, Anstee DJ. Applied blood group serology. 4th ed. Durham, NC: Montgomery Scientific Publications, 1999:665.

23. Dodge L, Kelley KE, Williams PL, et al. Medications as a source of paraben exposure. Reprod Toxicol 2015;52:93-100.

24. Judd JW, Steiner EA, Cochran RK. Paraben-associated autoanti-Jk^a antibodies. Transfusion 1982;22:31-5.

25. Patten E, Beck CE, Scholl C, et al. Autoimmune hemolytic anemia with anti Jk^a specificity in a patient taking aldomet. Transfusion 1977;17:517-20.

26. McGinniss MH, Leiberman R, Holland PV. The Jk^b red cell antigen and gram-negative organisms (abstract). Transfusion 1979;19(5):663.

27. Working Party on Red Cell Immunogenetics and Blood Group Terminology. Names for DO (ISBT 014) blood group alleles v4.0 160623. Amsterdam: International Society of Blood Transfusion, 2016.

28. Scofield T, Miller J, Storry JR, et al. Evidence that Hy– RBCs express weak Jo^a antigen. Transfusion 2004;44:170-2.

29. Reid ME. Complexities of the Dombrock blood group system revealed. Transfusion 2005;45(2 Suppl):92S-9S.

30. Working Party on Red Cell Immunogenetics and Blood Group Terminology. Names for KEL (ISBT 006) blood group alleles v4.0 160701. Amsterdam: International Society of Blood Transfusion, 2016.

31. Allen FH Jr, Lewis SJ. Kp^a (Penney), a new antigen in the Kell blood group system. Vox Sang 1957:2;81-7.

32. Allen FH Jr, Lewis SJ, Fudenberg H. Studies of anti-Kp^b, a new antibody in the Kell blood group system. Vox Sang 1958;3:1-13.

33. Lomas-Francis C. Blood group genetics. In: Fung MK, Eder AF, Spitalnik SL, Westhoff CM, eds. Technical manual. 19th ed. Bethesda, MD: AABB, 2017:246-7.

34. Working Party on Red Cell Immunogenetics and Blood Group Terminology. Names for LU (ISBT 005) blood group alleles v4.1 170106. Amsterdam: International Society of Blood Transfusion, 2017.

35. Tippett P. Serological study of the inheritance of unusual Rh and other blood group phenotypes. Thesis (doctoral)–University of London, 1963.

36. Storry JR, Jöud M, Christophersen MK, et al. Homozygosity for a null allele of SMIM1 defines the Vel-negative blood group phenotype. Nat Genet 2013; 45:537-41.

37. Ballif BA, Helias V, Peyrard T, et al. Disruption of SMIM1 causes the Vel- blood type. EMBO Mol Med 2013;5:751-61.

38. Cvejic A, Haer-Wigman L, Stephens JC, et al. SMIM1 underlies the Vel blood group and influences red blood cell traits. Nat Genet 2013;45:542-5.

第 5 章

复 杂 系 统

作者选择将 ABO、MNS 和 Rh 血型分出来称为"复杂"系统。ABO 的基因分型因大量等位基因产生各种表型而复杂。MNS 和 Rh 系统由同源基因组成,它们的多样性和复杂性是各种遗传机制的结果,包括同源基因之间的点突变和重组或基因转换事件。

第 1 节　ABO 血型系统

除了是 Karl Landsteiner 在 1900 年描述的第 1 个血型外,ABO 血型系统在以下几个方面具有独特的重要性。首先,自然产生的 ABO 同种血凝素,或 IgM、IgG 和 IgA 类的免疫球蛋白抗体,能够引起溶血性输血反应和急性器官排斥反应,强调 ABO 精准定型对输血和移植的重要性。此外,与《导论》中讨论的其他血型系统不同,ABO 血型抗原的构建基于几个糖基转移酶的功能,这些酶向红细胞表面的结构中添加不同的糖基。该系统由 A、B、A,B、A1 共 4 种抗原组成。值得注意的是,尽管在出生时 ABO 抗原在红细胞上就有表达,但脐带细胞上的抗原比成人细胞少,而且同种血凝素通常要到 3 到 6 个月才会形成。

ABO 基因位于 9 号染色体上,由 7 个外显子组成,外显子 6 和 7 的变化与常见的 A、B和 O 等位基因相关。O 基因是隐性的,在没有 A 或 B 抗原表达时可观察到[1]。将 *ABO* 基因的变化与 A 等位基因进行比较,作为共识结果(图 5-1)。普遍存在的 O 等位基因,在外显子 6(c.261delG)(*ABO*0.01*;被称为"缺失 O")中存在 G 的单核苷酸缺失,导致移码和终止密码子提前,因而缺乏相应功能酶。一个不太常见的 O 等位基因(*ABO*0.02*;"非缺失

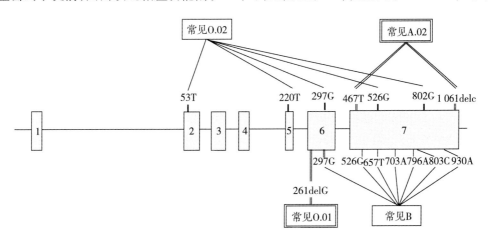

图 5-1　*ABO* 基因外显子 1 至 7 示意图。*ABO*A1* 是共同基准等位基因,相对该等位基因序列的变化来指定 *ABO*0.01*、*0.02*、*A.02* 和 *B*

O"）有 5 个核苷酸变化，其中 1 个位于外显子 7（c.802G>A，p.Gly268Arg）是失活的主要突变[2]。在 A 和 B 等位基因之间，有 7 种核苷酸变化，其中 4 种引起氨基酸变化。转录后，A 和 B 基因各自编码 1 种特定的糖基转移酶（分别为 3-α-N-乙酰氨基半乳糖基转移酶和 3-α-半乳糖基转移酶），分别将 N-乙酰半乳糖胺和 D-半乳糖添加到 H 抗原主链。H 抗原的特征是通过 FUT1 基因编码的酶，将岩藻糖添加到低聚糖链末端。最后，FUT2 基因（Se）编码岩藻糖基转移酶，作用于分泌物中的前体物质以表达 H 抗原，H 抗原由 A 和 B 转移酶修饰，在身体分泌物中赋予这些抗原。

一、孟买和类孟买

孟买血型（O_h）通常源于 FUT1 纯合子隐性遗传，c.725T>G（p.Leu242Arg），导致非功能性前体 H 抗原（hh），这是合成 A 和 B 抗原的最后一步所必需的；以及 FUT2 缺失。H 抗原的缺乏会导致 A 和/或 B 抗原的表达失败，通常与抗-H 有关。因此孟买个体应仅接受来自其他孟买血型个体的血液。表达弱 H 的类孟买表型，有 2 种不同的潜在遗传机制：突变的 FUT1（H）基因和 FUT2（Se）基因的可变表达，或带有活性 FUT2（Se）基因与隐性 FUT1（hh）基因。迄今为止，已报道超过 50 种与孟买或类孟买表型相关的不同 FUT 基因突变[3]。

白细胞黏附缺陷症 II 型（leukocyte adhesion deficiency，LADII）是由于鸟苷二磷酸岩藻糖转运蛋白基因（SLC35C1）的突变，导致岩藻糖基化过程缺陷所致。由此产生的临床表现包括粒细胞功能失调，导致反复细菌感染、生长迟缓、发育延迟，以及缺乏 Lewis 和 ABO 血型抗原，从而引起孟买表型[4]。

二、ABO 亚型

大多数 ABO 亚型最初是在血清学方法中，检测到与抗-A 和/或抗-B 的弱凝集。弱凝集的原因是红细胞表面 A 和/或 B 抗原的表达降低或改变，通常是由于 A 或 B 基因的遗传变化而导致酶效率的降低。A 型有 2 个常见的亚型 A_1 和 A_2，分别占大约 78% 和 22%[5,6]。成年人 A_2 红细胞表面的 A 抗原少于 A_1 红细胞。在 DNA 水平上，常见的 A_2 等位基因（ABO*A2.01）的特征是单碱基替换 c.467C>T，以及核苷酸缺失 c.1061delC。这种缺失导致移码和终止密码子的丢失，获得与效率较低的糖基转移酶相关的更长的基因产物[3,7]。这种基因变化的定性结果是，A_2 表型中转化为 A 抗原的 H 抗原少于 A_1 表型；此外，抗-H 植物凝集素（Ulex europaeus，荆豆）与 A_2 红细胞的反应比 A_1 更强烈。A_1 血型主要通过使用从双花扁豆（Dolichos biflorus）种子制备的凝集素来确定。A_2 型的确定在肾移植中很重要，因为 A_1 阴性患者的器官已成功移植到其他患者身上，穿越了 ABO 屏障（如 O 型或 B 型患者接受 A_2 型肾）。与抗-A_1 凝集素的弱反应的供者，很难将其归类为 A_1 阴性。考虑到与抗-A_1 凝集素反应强度的多种情况，可用 ABO 基因分型确认 A_2 表型。

在 DNA 水平上，60 多个不同的 ABO 等位基因与亚型 A_2、A_3、A_x、A_{weak}、A_{el} 相关，40 多个与 B_3、B_{weak}、B_{el} 相关。此外，有 6 个等位基因与 cisAB 表型相关，6 个与 B（A）相关[8]。有趣的是，cisAB 等位基因表达的 A 和 B 抗原来自 1 个单独的等位基因。特别是 cisAB 等位基因，在亲子鉴定中，当 O 型母亲生下 AB 型孩子时会混淆亲子关系。ABO 亚型可能与弱或检测不到的抗原表达有关，也可以有相应的抗体，取决于亚型、患者或供者。有些亚型对抗血清反应不好（如果有的话），患者通常会表现出"缺乏"相应的同种凝集素（如 O 型细胞的血清中仅存在抗-B），表现出 ABO 定型的不一致。基因分型可以证明患者是 A 亚型，比如

A_{el},或者患者确实是 O 型,但其抗-A 滴度非常低。再如非缺失的 *ABO*O.02* 等位基因个体的抗-A_1 滴度非常低或检测不到[9-11]。*ABO* 基因分型有助于解决正反定型之间的不一致,尤其是在造血和器官移植的情况下,了解患者和供者的原始血型对临床很关键[12]。

三、*ABO* 基因分型试验

长期以来,血液凝集一直是 ABO 血型检测的标准,因为通常它简单且廉价。由于 *ABO* 等位基因的多样性,仅针对 1 个或几个单核苷酸多态性(SNP)进行基因分型,无法准确判定 ABO 血型。单独使用基因分型来决定 ABO 亚型是复杂的,因为有一些 ABO 等位基因具有类似的突变,但编码非常不同的表型。比如 *ABO*O1.06*(O 表型)和 *ABO*AW.31*(A_{weak})在外显子 7 中有相同的 4 个核苷酸变化,但 *O1.06* 在外显子 6 中有一个额外的 c.261delG。传统的基因分型方法无法根据外显子 7 的变化确定 c.261delG 是顺式还是反式。然而当结合血清学和/或等位基因频率统计学,*ABO* 基因分型对确定 ABO 基因型很有价值,该分型可查询基因的多个区域。目前大多数商品红细胞基因分型平台都不包括 ABO 基因分型,同样地美国食品药品管理局(FDA)目前也没有批准 ABO 基因分型检测,因此做 ABO 基因分型的实验室使用实验室开发的检测(laboratory-developed tests,LDTs)。

第 2 节　MNS 血型系统

MNS 是最多样化的血型系统之一,仅次于 Rh。截至 2019 年,国际输血协会已确认 49 个已知抗原[13]。M 和 N 抗原位于 *GYPA* 基因编码的糖蛋白 A(GPA)上,S、s 和 U 抗原位于 *GYPB* 基因编码的糖蛋白 B(GPB)上。*GYPE* 也是这个基因家族的一部分。这 3 个基因 90% 相似,但 GYPE 基因编码的蛋白质仍然难以捉摸[3]。MNS 系统的复杂性和多样性,是这些同源糖蛋白基因之间重组与交换产生的点突变和杂交等位基因的结果。本章涵盖了最常见的,以及一些已知会导致血清学分型与 DNA 预测表型之间不一致的不常见抗原和等位基因。

一、命名法

MNS 系统内的等位基因,根据相应的基因 *GYPA* 和 *GYPB*(例如,*GYPA*01* 或 *GYPA*M*;*GYPB*03* 或 *GYPB*S*)标识。*GYPB* 基因有 6 个外显子,但只有 5 个编码氨基酸序列(图 5-2)。*GYPB* 外显子 3 是一个假外显子(标识为 ψ),携带剪接位点突变,阻止外显子成为成熟蛋白质的一部分。因为 *GYPA* 和 *GYPB* 基因之间的重组并不罕见(*GYPE* 很少发生),基因

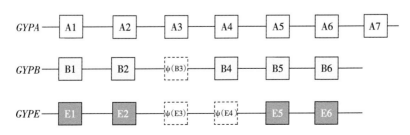

图 5-2　*GYP* 基因图。*GYPB* 有一个假外显子 ψ(B3);*GYPE* 有两个假外显子 ψ(E3)和 ψ(E4)。假外显子通常以字母(ψ)标识

和外显子通常被缩写(例如,B2 代表 *GYPB* 外显子 2)[14]。杂交等位基因也通常被描述为杂交所覆盖的基因缩写符号和核苷酸范围[例如,*GYP*Hil* 代表 *GYP(A1-232-B233-312)*][15]。*GYPC* 和 *GYPD* 与 MNS 系统无关,分别编码糖蛋白 C 和 D,携带 Gerbich 血型抗原。

二、M 和 N 抗原

M 和 N 抗原由 *GYPA* 第 2 外显子的 3 个多态性编码。参考等位基因编码 M 抗原,产生 N 抗原的变化为 c.59C>T、c.71G>A 和 c.72T>G。这 3 种核苷酸变化编码氨基酸 p.Ser20Leu 和 p.Gly24Glu。由于 *GYP* 基因序列之间的高度相似,引物设计对于确保基因特异性至关重要。由于 c.71A 和 c.72G 序列预测的 N,与 *GYPB* 中编码 'N' 抗原(读为"引号 N";MNS30)的序列相同,因此设计测定 M/N 的引物,只能检测 *GYPA*。商品基因分型平台可以检测其中一种或多种变化。例如,PreciseType HEA BeadChip(Immucor,Norcross,GA)和 ID CORE XT(Grifols,Research Triangle Park,NC)都以 c.59C>T 变化为靶标,而 Hemo ID DQS(Agena Bioscience,San Diego,CA)以 59C>T 和 72T>G 为靶标。

针对 N 的商品抗血清仅与 GPA 上的 N 决定簇反应,而不与 GPB 上的 'N' 反应;然而,有一些杂交糖蛋白可能会导致血清学的假阳性 N 型。*GYP* 的分析通常需要额外的 DNA 检测方法,如长片段聚合酶链反应(long-range polymerase chain reaction,long-range PCR)和基因测序。

三、S、s 和 U 抗原

S/s 多态性位于 *GYPB* 的外显子 4。参考等位基因编码 s 抗原,产生 S 抗原的变化为 c.143C>T,编码相应的氨基酸变化 p.Thr48Met。在非洲血统的个体中,S-s- 表型和 U- 或 U+var 并不罕见。通过血清学很难区分 U- 表型和 U+var 表型,因为没有商品抗血清,而且能明确鉴定的多克隆抗-U/抗-GPB 罕见。由于血清学检测的局限性,DNA 试验是预测 U 状态的首选方法。

S-s-U- 表型是 *GYPB* 基因缺失外显子 2 至 5,以及 *GYPE* 基因缺失外显子 1 的结果[16-20]。在这种情况下不会产生 GPB,也不会表达 S、s 和 U 抗原。使用位于该缺失区域内的 *GYPB* 特异性 PCR 引物做基因分型检测,预计不会有任何扩增产物。

S-s-U+var 表型有 2 个主要的分子基础[3],它们都发生在 *GYPB*S* 背景上(这意味着它们与 S-特异性核苷酸 c.143T 一起出现在顺式结构中,只有极少数例外),导致异常外显子剪接,产生截短的 GPB。*GYPB* 内含子 5 中的 c.270+5G>T(以前称为 IVS5+5G>T)的改变,导致外显子 5 的跳跃。外显子 5 中的 c.230C>T 导致外显子 5 的部分跳跃。两者都导致 S- 表型,在红细胞表面表达的变异的 GPB 编码变异的 U 抗原。

四、GYP 不符

M 和 N 以及 S、s 和 U 的分子和血清学检测结果之间确实存在不一致,表明可能存在由于点突变(或多个突变)或 *GYP* 杂交产生的糖蛋白变异体。根据改变的 GYP 和用于检测的试剂(多克隆人源或单克隆抗体),可能会产生假阳性或假阴性的抗原分型。例如,据报道在 Dantu 阳性红细胞上 'N' 的增强表达,会造成假 N+ 分型。继续 Dantu 的例子,这些红细胞还与弱 s 抗原相关,该抗原可能被某些单克隆和多克隆试剂或技术漏检[21]。根据使用的基因分型方法,不一致的来源可能无法检测到,比如 *GYPB*Dantu* 等位基因[*GYPB* 外显子 1 至 4 和 *GYPA* 外显子 5 至 7 杂交;*GYP*(*B1-175-A176-354*)],这时需要额外的基因分型方法[22]。S 和 s 的预测也可能因一些变化(如 St^a、s^D、TSEN 等)而变得复杂,并导致定型不一致。低频 MNS 抗原的鉴定可以为潜在的 *GYP* 等位基因提供线索。不幸的是,这些低频抗原的抗血清很少。如前所述,商品基因分型平台可能无法检测到 *GYP* 变体,即使是 GYPB 或 GYPA 外显子特异性 PCR 和 Sanger 测序,也可能无法检测到某些 *GYP* 杂交(见第 6 章)。因此通常需要能包含大部分 GYP 基因的长片段 PCR,然后进行测序,以解决 MNS 系统中的不一致性。

第 3 节　Rh 血型系统

在输血实践中,Rh 系统是仅次于 ABO 的最具临床意义的血型系统。在抗原水平上,该系统是多样的,目前由 55 种抗原组成,其中只有 5 种常见抗原(D、C/c、E/e)是常规分型所要求。

在 1986 年 Patricia Tippet 提出 Rh 系统由 2 个基因编码的假设之前,人们一直在争论 Rh 系统是由 1 个还是 3 个基因编码。该假设得到了证实,这 2 个基因是 *RHD* 和 *RHCE*,*RHD* 编码 D 抗原,*RHCE* 编码 C、E、c 和 e 抗原[23]。这 2 个基因各由 10 个外显子组成,位于 1 号染色体的短臂上(1p36.11),朝向相反(图 5-3),被另一个基因 *TMEM50A*(以前的 *SMP1*)隔开。*RHD* 和 RHCE 是同源基因,具有 96% 至 97% 的相似性,2 种蛋白质的长度为 417 个氨基酸,仅有 32 至 35 个氨基酸的差异[24]。

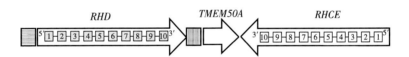

图 5-3　*RHD* 和 *RHCE* 基因各有 10 个外显子,方向相反,由 *TMEM50A* 基因(以前的 *SMP1*)隔开。上游和下游盒子位于 *RHD* 基因的两侧(显示为带图案的框)

Rh 抗原表达也受 Rh 相关糖蛋白(Rh-associated glycoprotein,RhAG)的影响,RhAG 对将 RhD 和 RhCE 蛋白运输到膜上很重要。*RHAG* 基因位于 6 号染色体短臂(6p12.3,与 RH 不同的染色体),该基因突变可导致 Rh 无效表型(Rh-null,不表达 RH 抗原)或 Rh 修饰表型(Rh-mod)/弱表型(抗原表达显著降低)[25,26]。目前,还没有商品基因分型平台检测 *RHAG*。

考虑到 Rh 血清学的复杂性,现在已知大量等位基因并不奇怪。至今已报告了 500 多个 *RHD* 和 100 多个 *RHCE* 等位基因,每年都有更多的等位基因被发现[13,27]。单核苷酸和多核苷酸改变,以及基因转换导致 *RHD* 部分被 *RHCE* 替换,反之亦然,结果产生弱表型和部分表型。其中许多与分型结果不一致相关(即不同试剂之间和/或血清学与 DNA 检测之间),以及和意外抗体产生(抗原呈阳性但有相应抗体;对高频 Rh 抗原的抗体)相关。非洲血统个体的 *RHD* 和 *RHCE* 发生改变的情况并不罕见,因为发现这些改变通常为顺式(*cis*),从而产生针对 Rh 抗原的多种抗体的风险[28-30]。由于许多部分表型在血清学检测中并不显示(直到患者产生相应抗体后),因此通过分子方法检测这些变异等位基因,尤其是在镰状细胞病患者中,对于抗体鉴定和输血管理非常重要[30-32]。

一、RHD

(一) RHD 合子性

RHD 编码 D 抗原,基因两侧有 2 个高度相似的 DNA 片段,称为上游盒子和下游盒子(通常称为 Rhesus 盒子)(图 5-4)。当 RHD 基因缺失时,上游和下游盒子的部分结合在一起形成杂交盒区域。这个杂交区域,通常被分子检测作为靶标来预测 RHD 的合子性或拷贝数[24,33]。RHD 缺失是 D-表型(Rh 阴性)的最常见机制,尤其是在欧洲血统人群中。在非洲血统人群中,D-表型也可能是由无活性的 RHD 假基因(RHD*08N.01)[34]和/或 1 个 RHD 杂交基因 RHD*DIIIa-CE(4-7)-D(RHD*03N.01)所造成的[35]。在确定父亲的 RHD 合子类型时,考虑存在这些额外的等位基因对于准确预测由于母体抗-D 引起的胎儿和新生儿溶血病的风险(hemolytic disease of the fetus and newborn,HDFN)很重要,因为它们也产生 D-表型,而且在非洲血统中更为常见。

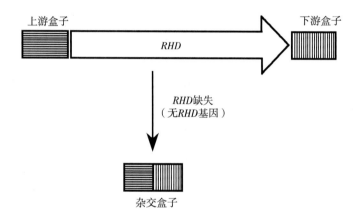

图 5-4 带有上游和下游盒子的 RHD 基因。当 RHD 基因缺失时,这 2 个盒子融合形成杂交盒区域

(二) D_{el}、弱 D 和部分 D 表型

除了常见的 D+ 和 D-表型外,D 变异体被分为 D_{el}、弱 D 和部分 D 等几类表型。D_{el} 表型在亚裔人群中更为普遍,红细胞上非常弱的 D 抗原需要吸附放散抗-D 或用 RHD 基因分型进行检测。与弱 D 抗原表达相关的等位基因(血清学弱 D)的变化,主要影响红细胞表面抗原的数量,但不会改变常见的 D 表位。因此这些个体不会有产生同种抗-D 的风险。与此相反,血清学为弱或甚至强为 D+ 的部分 D 表型,缺失或改变了某些 D 表位,红细胞表达为部分 D 的个体,有产生同种抗-D 的风险。某些部分 D 表型的抗原表达较弱,采用常规血清学检测,无法与"真正的"弱 D 区分。某些部分 D 表型鉴定为强 D+,在患者产生同种抗-D 之前是不会被检测到的。RHD 基因分型有助于识别潜在等位基因,和评估可能产生同种抗-D 的风险[36-38]。对于红细胞类型为 D+,但已经产生抗-D 的个体,RHD 等位基因的特征可以确认它是同种抗体还是自身抗体。

2014 年,美国病理学家协会组建了一个工作组,为 D 表型检测不一致、或弱于预期的个体提供输血和注射 Rh 免疫球蛋白(RhIG)的指导,重点关注有可能生育或已经妊娠的女性[39]。工作组提倡分阶段为血清学弱 D 表型的患者进行 RHD 基因分型,并建议为弱 D1 型、

2 型或 3 型患者提供 D+ 血液进行输血,而且这些女性不需要使用 RhIG。

需要强调的是,目前 FDA 批准的红细胞基因分型平台没有 *RHD* 标记。有仅供研究使用(RUO)的试剂盒,但是 SNP 和检测的等位基因各不相同。由于这些试剂盒并非(也不可能)包罗万象,实验室可能会使用几种试剂分析和测序来解决 *RHD* 鉴定。

二、*RHCE*

(一) *E/e* 预测

e/E 抗原由 *RHCE* 外显子 5 中的 c.676G>C(p.Ala226Pro)编码。主要在非洲或西班牙血统的人群中,有许多与 e 变异相关的等位基因的报道。E 变异并不常见。目前的商品红细胞基因分型平台针对 e/E,是以 c.676G>C SNP 为靶标,有些平台还具有一些与部分 e 和 C/c 相关的额外标记,但没有针对 E 的标记。部分抗原状态的表型报告因制造商而异。例如,ID CORE XT 和 Hemo ID DQS 在预测表型报告中标示部分 e(和 c)抗原状态。相比之下 PreciseType HEA BeadChip 无此报告,用户必须通过查看基因型结果来确定该信息(表 5-1)。如果血清学表明存在部分抗原(来自定型不符或弱抗原分型或意外抗体),但使用的基因分型平台无法识别部分抗原,则需要对 *RHCE* 和/或 *RHD* 进行额外调查。

表 5-1 使用 Precise Type HEA BeadChip[†] 平台预测部分抗原基因型和表型的解释

基因型		预测表型						可能的基因型	说明
c.733C>G (p.L245V)	c.1006G>T (p.G336C)	C[‡]	E	c	e	V	VS	(*RHCE**…)	
AB	AB	(+)[*]	0	+	+	0	+	*ce/ceS*	C-或部分 C
BB	AA	0	0	+	+	+[§]	+[§]	*ce733G/ce733G*	部分 c 部分 e
BB	BB	(+)[*]	0	+	+	0	+	*ceS/ceS*	部分 c 部分 e C-或部分 C
AB	AA	0	+	+	+	+[◇]	+[◇]	*ce733G/cE*	部分 e
AB	AB	(+)[*]	+	+	+	0	+	*ceS/cE*	部分 e C-或部分 C
AB	AA	+	0	+	+	+[◇]	+[◇]	*ce733G/Ce*	部分 c
AB	AB	+	0	+	+	0	+	*ceS/ce*	部分 c

[†] 根据 HEA BeadChip 结果显示可能的 *RHCE* 基因型(需要额外测试来确定确切的等位基因)。基因型 A 对应序列一致的核苷酸(c.733C 和 c.1006G),B 对应变化的核苷酸(c.733G 和 c.1006T)。注:核苷酸和抗原分别按数字顺序和 ISBT 抗原顺序列出。

[‡] (+)* 代表之前使用未经许可的 HEA 试剂盒将结果报告为(0)* 。

[§] V+w/VS−,如果为 *RHCE**ceAR* 纯合子。

[◇] V+w/VS−,如果存在 *RHCE**ceAR*。

HEA= 人类红细胞抗原;ISBT= 国际输血协会。

(二) *C/c* 预测

c 和 C 抗原分别由 *RHCE* 外显子 2 中的 c.307C(p.103Pro=c)和 c.307T(p.103Ser=C)编

码。半自动基因分型平台使用 c.307C 预测 Rhc，但是 c.307T 并非只用于 RhC（如果有的话）。由于 *RHCE*C* 和 *RHD* 的外显子 2 相同（由于基因转换），对于 C.307C/T 结果，T 可能来自 *RHCE*C* 或 *RHD*。因此为了预测 C，基因分型试验的主要靶标，是从基因转换中获得的 *RHCE*C* 内含子 2 中一个独特的 109bp 序列（109bp 插入）。*RHCE*C* 等位基因起源于 *RHCE*ce（48C）* 外显子 2，被 *RHD* 相应区域替换的基因转换（图 5-5）（有关 c.307C>T 靶标的 PreciseType HEA 基因分型结果的解释，请参见第 3 章）。

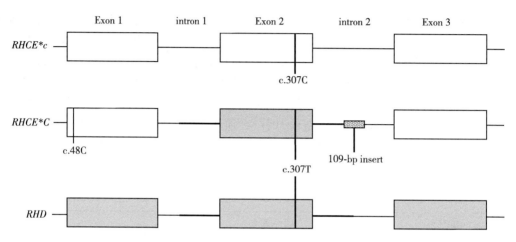

图 5-5 *RHCE*c*、*RHCE*C* 和 *RHD* 的外显子 1 至 3 示意图。*RHCE*C* 和 *RHD* 有共同的外显子 2（以及部分内含子 1 和 2），因此都有 c.307T。*RHCE*C* 有一个独特的 109bp 序列（109bp 插入）

　　C 抗原在分子平台上的解释更为复杂。非洲血统的个体可能有一种部分 C 抗原，该抗原不是由传统的 RHCE*Ce 等位基因编码的，而是由一种杂交的 *RHD,RHD*DIIIa-CE(4-7)-D（RHD*DIIIa*，和 *RHD* 外显子 4 至 7 被 *RHCE* 替换；*RHD*03N.01*）所编码的。这种常见的杂交不编码 D，但用单克隆试剂检测红细胞呈现 C 强阳性。ID CORE XT 有一个针对该杂交的靶标，如果检测到，样品预测为部分 C。相反 PreciseType HEA BeadChip 和 Hemo ID DQS 的靶标针对特定的 RHCE 等位基因，该等位基因通常与杂交连锁（即 *RHCE*ceS*，也称为 *RHCE*ce48C 733G 1006T* 或 *RHCE*ce20.03*）。这种连锁不是 100% 的，因为发现 *RHCE*ceS* 等位基因可以与 *RHD* DIIIa*（编码部分 D，但不编码 C）成顺式存在（*RHD*03.01*）（图 5-6）。因此，如果样品存在 *RHCE*ceS*（c.733G 和 c.1006T）靶标，且常见 *RHCE*C*（c.307C 和无 109bp 插入）靶标的检测呈阴性，则 PreciseType HEA 上的 C 抗原报告为"(+)*"，Hemo ID DQS 上的 C 抗原报告为"(+)H"，以表明可能存在部分 C 或 C−，并且需要进一步检测以确定 C 状态（输血前红细胞样品的 C 血清学分型，或进一步的 *RHCE* 基因分型）。

　　这种部分 C 抗原通常在单克隆抗-C（在美国广泛使用的 MS24 克隆）的凝集试验中呈强阳性（3+），一般只有在产生抗-C 后才能被发现。据报道 30% 至 40% 的非洲裔 C+ 人群中会出现这种情况，具体取决于他们的来源地。在镰状细胞病患者中也看见这种情况[30,40]。因此基因分型有助于识别部分 C 的患者，以便用 C-细胞制品输注，避免产生抗-C 抗体。

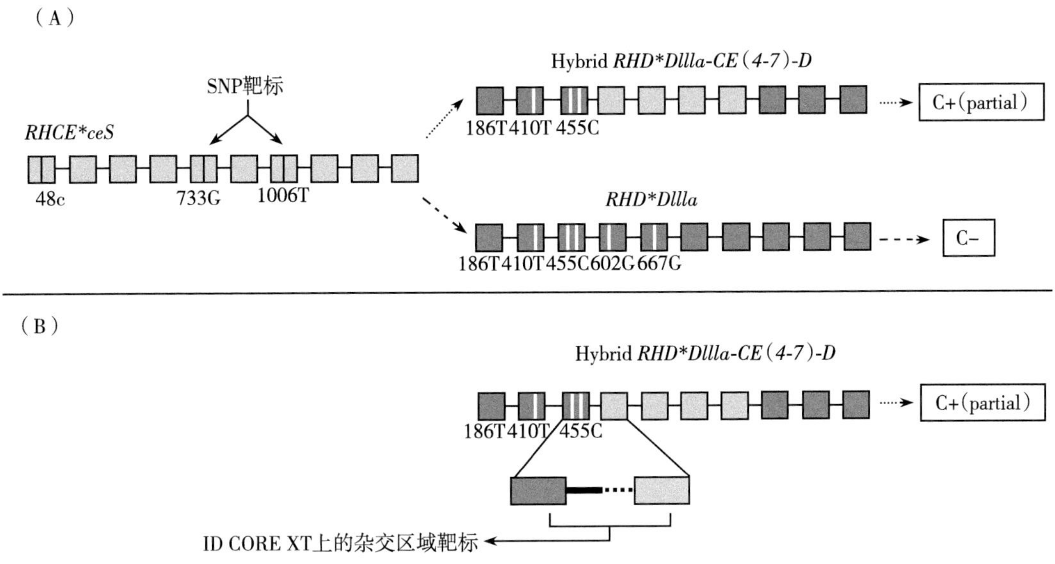

（A）

（B）

图 5-6 两个许可平台上部分 C 的靶标:(A)PreciseType HEA(和未许可的 Hemo ID DQS)针对 c.733G 和 c.1006T,并预测 C– 或 C+(部分);(B)ID CORE XT 直接针对杂交的 *RHD*DIIIa-CE*(4-7)-D,并预测 C+(部分)

（三）*r'ᔆ 1* 型和 *2* 型

*RHD*DIIIa-CE*(4-7)-D 通常与 *RHCE*ceS* 连锁,并构成 *r'ᔆ 1* 型单体型[通常描述为（C）ceS],与 D–、部分 C+、部分 c+ 和 e+、V–VS+ 和 hr^B–表型相关。*RHCE*ceS* 也可以与 *RHD* 背景下产生的杂交(与上面的 *DIIIa* 相反)连锁,标示为 *RHD*D-CE*(4-7)-D,并构成 *r'ᔆ 2* 型单体型。这种杂交基因表达的 C 抗原非常弱,通常无法检测到。

（四）*V/VS* 预测

V 和 VS(主要在 c+e+ 红细胞上表达)是欧洲血统人群中的低频抗原。然而它们在非洲血统的人群中很常见,约 30% 呈阳性[21]。*RHCE* c.733C>G(p.Leu245Val)的改变编码 V+VS+ 表型。当发生另外一个 c.1006G>T(p.Gly336Cys)变化时,V 抗原不表达并产生 V–VS+ 表型[41]。至今为止,没有发生 c.733C>G 仅有 c.1006G>T 的改变,尚无报道。V 和 VS 的血清学检测很复杂,因市面上没有抗血清,通常没有很好地鉴定,而且大多数抗-V 抗体很可能也含有抗-VS 成分。因此 DNA 检测是预测患者、供者甚至谱细胞 V/VS 抗原状态的有用工具(并有助于改进血清学试剂)。

检测 c.733C>G 和 c.1006G>T 的基因分型,将准确预测大多数样品的 V/VS,只有少数例外。一个例外是罕见的 hrˢ–等位基因 *RHCE*ceAR*,在同一个外显子中含有 c.733G、c.1006G,以及其他 3 个变化,并且与 V+ʷVS–表型相关[28]。对于只针对 c.733C>G 的基因分型平台,*RHCE*ceAR* 样品将被预测为 V+VS+ 而非 V+ʷVS–(表 5-1)。

（五）*C^W*/*C^X*

C^W 抗原是一个低频抗原,大多数人群中存在约 1% 至 2%(芬兰人为 7%~9%),主要由 *RHCE* 外显子 1 中的 c.122A>G(p.Gln41Arg)编码[*RHCE*CeCW*(RHCE*02.08.01)]。*C^X* 抗原也是一个低频抗原,其频率在 0.12% 到 0.29% 之间(芬兰人为 1.8%),由 *RHCE* 外显子 1 中的 c.106G>A(p.Ala36Thr)编码[*RHCE*CeCX*(RHCE*02.09)][3,41]。*C^W* 的 c.122A>G 被 ID CORE XT 和 Hemo ID DQS 平台作为靶标,而 *C^X* 的 c.106G>A 则被 Hemo ID DQS 作

为靶标。

这些等位基因编码部分 C 和部分 e 抗原,同种抗体形成的风险取决于反式位置的等位基因。例如,*RHCE*CeCW/ce*(表型 C+E－c+e+C^W+)患者将有产生抗-C 抗体的风险。如果反式位置中的等位基因是 *RHCE*cE*(表型 C+E+c+e+C^W+),患者将有产生抗-C 和抗-e 的风险。C^W 和 C^X(或 C^W/C^X)纯合的个体缺乏高频抗原 MAR(RH51),有产生抗-MAR 或抗-MAR 样抗体的风险。在芬兰人群中发现大约 0.2% 为 MAR 阴性表型[3,41]。

(六) hr^B/hr^S

hr^B 或 hr^S 抗原发生频率较高,由 e+ 红细胞表达(纯合 E+ 细胞为 hr^B－和 hr^S－)。e+ 细胞缺乏 hr^B 和/或 hr^S 的情况不常见,但在非洲血统的个体中较为普遍。hr^B 和 hr^S 的准确分型很困难,因为它们很复杂,包含多个表位,而且没有商品抗血清。实验室经常使用的人源抗血清(抗-hr^B 和抗-hr^S,以及抗-Hr^B 和抗-Hr)含有多种特异性,需要进行大量的吸附放散实验加以确认[42]。基因分型(图 5-7)表明有多个等位基因编码这些表型,突显 hr^B 和 hr^S 的复杂性[28,43-49]。这些等位基因编码部分 e 和部分 c 抗原,并改变或可能使 f 抗原缺乏。考虑到潜在的等位基因多样性,不同个体的抗-hr^S 或抗-hr^B 在与标记为 hr^B－或 hr^S－的一组谱细胞进行检测时,可能会产生不同的反应,这并不奇怪。

检测平台 PreciseType HEA、ID CORE XT 和 Hemo ID DQS 与 hr^B 相关的靶点为 c.733G 和 c.1006T。后 2 个平台也有针对 hr^S 表型的额外标记 *RHCE*(c.712A>G)。尽管这些检测并不全面,但它们有助于:①识别患者中常见的 *RHCE* 等位基因改变,以识别有可能产生相

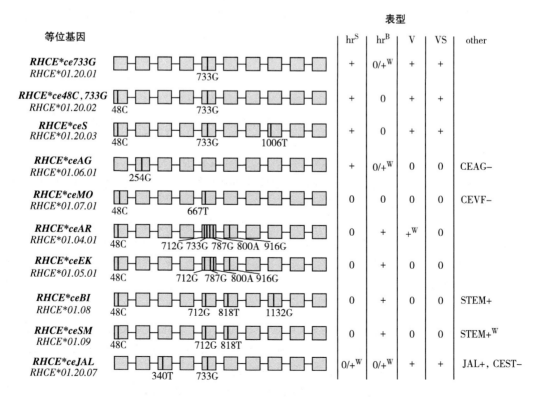

图 5-7　RHCE 变异等位基因和相关表型。+= 阳性;0= 阴性;w= 弱

应抗体风险的人群,并有助于抗体鉴定;②发现不寻常和稀有的 Rh 供者。

(七) 抗-e 样

抗-e 或抗-e 样抗体是以前最常见的自身抗体。众所周知,在血清学水平上很难鉴定这些抗体,尤其是对于那些接受多次输血并有温自身抗体的患者[50]。RHCE 基因分型有助于确定患者与部分 e 相关的等位基因是否改变,并有助于确定抗-e 是自身抗体或同种抗体。常见的红细胞基因分型平台,确实检测了一些与部分 e、hr^B 和/或 hr^S 相关的 SNP。然而还有许多其他等位基因不是这些平台的靶标。如果没有发现变异,但血清学结果表明 e 发生了改变,则应进一步进行 RHCE 基因分型。由于没有一个单一的平台覆盖所有已知的等位基因,许多研究 RHCE(和 RHD)变异体的实验室通常使用多种方法,包括 RUO 试剂盒、LDTs、Sanger 测序和/或 Rh-cDNA 分析。

对于携带抗-e 样反应性抗体且需要长期输血支持的 e+ 患者,提供 e- 红细胞可能很困难。提供者必须考虑患者是否是 E-,是否有发生 E 抗原同种免疫的风险,以及患者是否有其他抗体。尽管基因分型通常被认为是昂贵的,但所需的复杂血清学检查和潜在的输血延迟往往更昂贵,因此在患者护理的早期进行 RH 基因分型是有益的。

抗-e、$-hr^B$ 和 $-hr^S$ 的临床意义不同。尽管通常认为抗-Hr^B(主要由 r'^s 或 DIIIa ceS/r'^s 单体型患者产生)具有临床重要性,但当患者输注 C- 制品时,抗-hr^B 通常与溶血性并发症无关[21]。抗-hr^B 中明显的抗-C 成分已被证明具有临床重要性。抗-hr^S 并不总是与红细胞存活率受损相关,也有输血死亡的报告[47]。对于产生多种 Rh 抗体(如抗-D、-C、-E、-e 和/或-hr^B)的患者,血浆可能仅与 D--(缺乏 RhCE 抗原)或 Rh_{null} 红细胞不反应。应该考虑使用 RH 基因型匹配(或限制性较小的 RH 等位基因匹配)制品,而不是使用这种非常罕见的红细胞进行输血[51,52]。

参 考 文 献

1. Yamamoto F, Clausen H, White T, et al. Molecular genetic basis of the histo-blood group ABO system. Nature 1990;345(6272):229-33.
2. Yamamoto F, McNeill PD, Yamamoto M, et al. Molecular genetic analysis of the ABO blood group system: Another type of O allele. Vox Sang 1993;64:175-8.
3. Daniels G. Human blood groups. 3rd ed. Oxford, UK: Wiley-Blackwell, 2013.
4. Marquardt T, Brune T, Luhn K, et al. Leukocyte adhesion deficiency II syndrome, a generalized defect in fucose metabolism. J Pediatr 1999;134:681-8.
5. von Dungern E, Hirszfeld L. Über gruppenspezifische Strukturen des Blutes. III. Z ImmunForsch 1911;8:526-62.
6. Landsteiner K, Levine P. On the inheritance and racial distribution of agglutinable properties of human blood. J Immunol 1930;18:87-94.
7. Yamamoto F, McNeill PD, Hakomori S. Human histo-blood group A2 transferase coded by A2 allele, one of the A subtypes, is characterized by a single base deletion in the coding sequence, which results in an additional domain at the carboxyl terminal. Biochem Biophys Res Commun 1992;187(1):366-74.
8. Working Party on Red Cell Immunogenetics and Blood Group Terminology. Names for ABO (ISBT 001) blood group alleles v1.1 171023. Amsterdam: International Society of Blood Transfusion, 2017. [Available at https://www.isbtweb.org/fileadmin/user_upload/Working_parties/WP_on_Red_Cell_Immunogenetics_and/001_ABO_Alleles_v1.2.pdf (accessed July 28,

2019).]

9. Seltsam A, Hallensleben M, Kollmann A, et al. The nature of diversity and diversification at the ABO locus. Blood 2003;102:3035-42.

10. Hosseini-Maaf B, Irshaid NM, Hellberg Å, et al. New and unusual O alleles at the ABO locus are implicated in unexpected blood group phenotypes. Transfusion 2005;45:70-81.

11. Westhoff CM. The concept of "confirmatory testing" of donors for ABO and RhD 2013. Transfusion 2013;53:2837-9.

12. Flegel WA. ABO genotyping: The quest for clinical applications. Blood Transfus 2013;11(1):6-9.

13. International Society of Blood Transfusion. Red cell immunogenetics and blood group terminology. Amsterdam: ISBT, 2019. [Available at http://www.isbtweb.org/working-parties/red-cell-immunogenetics-and-blood-group-termi nology/ (accessed July 23, 2019).]

14. Huang C-H, Blumenfeld OO. MNS blood groups and major glycophorins. Molecular basis for allelic variation. In: Cartron J-P, Rouger P, eds. Blood cell biochemistry. Vol 6. New York: Plenum, 1995:153-88.

15. Huang C-H, Blumenfeld OO. Identification of recombination events resulting in three hybrid genes encoding human MiV, MiV(J.L.), and Sta glycophorins. Blood 1991;77(8):1813-20.

16. Tate CG, Tanner MJA, Judson PA, Anstee DJ. Studies on human red-cell membrane glycophorin A and glycophorin B genes in glycophorin-deficient individuals. Biochem J 1989;263:993-6.

17. Vignal A, Rahuel C, London J, et al. A novel gene member of the human glycophorin A and B gene family. Molecular cloning and expression. Eur J Biochem 1990;191:619-25.

18. Storry JR, Reid ME, Fetics S, Huang C-H. Mutations in GYPB exon 5 drive the S− s− U + w phenotype in persons of African descent: Implications for transfusion. Transfusion 2003;43:1738-47.

19. Huang C-H, Johe K, Moulds JJ, et al. δ Glycophorin (glycophorin B) gene deletion in two individuals homozygous for the S− s− U− blood group phenotype. Blood 1987;70:1830-5.

20. Rahuel C, London J, Vignal A, et al. Erythrocyte glycophorin B deficiency may occur by two distinct gene alterations. Am J Hematol 1991;37:57-8.

21. Reid ME, Lomas-Francis C, Olsson ML. The blood group antigen factsbook. 3rd ed. London: Elsevier Academic Press, 2012.

22. Huang C-H. Characterization of a genomic hybrid specifying the human erythrocyte antigen Dantu: Dantu gene is duplicated and linked to a δ glycophorin gene deletion. PNAS 1988;85(24):9640-4.

23. Tippett P, Sanger R. Observations on subdivisions of the Rh antigen D. Vox Sang 1962;7:9-13.

24. Wagner F, Flegel W. RHD gene deletion occurred in the Rhesus box. Blood 2000;95;3662-8.

25. Cherif-Zahar B, Raynal V, Gane P, et al. Candidate gene acting as a suppressor of the RH locus in most cases of Rh-deficiency. Nat Genet 1996;12(2):168-73.

26. Huang CH. Molecular insights into the Rh protein family and associated antigens. Curr Opin Hematol 1997;4(2):94-103.

27. National Center for Blood Group Genomics. RHCE: New York Blood Center RHCE table. New York: NYBC, 2019. [Available at https://bloodgroupgenom ics.org/rhce/ (accessed July 28, 2019).]

28. Hemker MB, Ligthart PC, Berger L, et al. DAR, a new RhD variant involving exons 4, 5, and 7, often in linkage with ceAR, a new Rhce variant frequently found in African blacks. Blood 1999;94:4337-42.

29. Prisco A, Guilhem Muniz J, de Paula Vendrame TA, et al. RHCE variants inherited with altered RHD alleles in Brazilian blood donors. Transfus Med

2016;26(4):285-90.

30. Chou S, Jackson T, Vege S, et al. High prevalence of red blood cell alloimmunization in sickle cell disease despite transfusion from Rh-matched minority donors. Blood 2013;122(6):1062-71.

31. Vichinsky EP, Earles A, Johnson RA, et al. Alloimmunization in sickle cell anemia and transfusion of racially unmatched blood. N Engl J Med 1990;322(23): 1617-21.

32. Niozat-Pirenne F, Tournamille C. Relevance of RH variants in transfusion of sickle cell patients. Transfus Clin Biol 2011;18(5-6):527-35.

33. Chiu RW, Murphy MF, Fidler C, et al. Determination of RhD zygosity: Comparison of a double amplification refractory mutation system approach and a multiplex real-time quantitative PCR approach. Clin Chem 2001;47:667-72.

34. Singleton BK, Green CA, Avent ND, et al. The presence of an RHD pseudogene containing a 37 base pair duplication and a nonsense mutation in Africans with the Rh D-negative blood group phenotype. Blood 2000;95(1):12-18.

35. Blunt T, Daniels G, Carritt B. Serotype switching in a partially deleted RHD gene. Vox Sang 1994;67(4):397-401.

36. Wagner FF, Gassner C, Müller TH, et al. Molecular basis of weak D phenotypes. Blood 1999;93(1):385-93.

37. Sandler SG, Chen LN, Flegel WA. Serological weak D phenotypes: A review and guidance for interpreting the RhD blood type using the RHD genotype. Br J Haematol 2017;179:10-19.

38. Westhoff CM. Review: The Rh blood group D antigen…dominant, diverse, and difficult. Immunohematology 2005;21:155-63.

39. Sandler SG, Flegel WA, Westhoff CM, et al. It's time to phase in RHD genotyping for patients with a serologic weak D phenotype. Transfusion 2014;55(3): 680-9.

40. Tournamille C, Meunier-Costes N, Costes B, et al. Partial C antigen in sickle cell disease patients: Clinical relevance and prevention of alloimmunization. Transfusion 2010;50(1):13-19.

41. Daniels GL, Faas BH, Green CA, et al. The VS and V blood group polymorphisms in Africans: A serologic and molecular analysis. Transfusion 1998;38: 951-8.

42. Pham BN, Peyrard T, Tourret S, et al. Anti-HrB and anti-hrB revisited. Transfusion 2009;49(11):2400-5.

43. Faas BH, Beckers EA, Wildoer P, et al. Molecular background of VS and weak C expression in blacks. Transfusion 1997;37(1):38-44.

44. Steers F, Wallace M, Johnson P, et al. Denaturing gradient gel electrophoresis: A novel method for determining Rh phenotype from genomic DNA. Br J Haematol 1996;94(2):417-21.

45. Westhoff CM, Vege S, Halter-Hipsky C, et al. RHCE*ceAG (254C>G, Ala85Gly) is prevalent in blacks, encodes a partial ce-phenotype, and is associated with discordant RHD zygosity. Transfusion 2015;55;2624-32.

46. Noizat-Pirenne F, Mouro I, Le Pennec PY, et al. Two new alleles of the RHCE gene in Black individuals: The RHce allele ceMO and the RHcE allele cEMI. Br J Haematol 2001;113(3):672-9.

47. Noizat-Pirenne F, Lee K, Pennec PY, et al. Rare RHCE phenotypes in black individuals of Afro-Caribbean origin: Identification and transfusion safety. Blood 2002;100:4223-31.

48. Reid ME, Halter-Hipsky C, Hue-Roye K, et al. The low-prevalence Rh antigen STEM (RH49) is encoded by two different RHCE*ce818T alleles that are often in cis to RHD*DOL. Transfusion 2013;53(3):539-44.

49. Hustinx H, Poole J, Bugert P, et al. Molecular basis of the Rh antigen RH48 (JAL). Vox Sang 2009;96(3):234-9.

50. Issitt PD, Anstee DJ. Applied blood group serology. 4th ed. Durham, NC: Montgomery Scientific Publications, 1999.

51. Chou ST, Evans P, Vege S, et al. RH genotype matching for transfusion support in sickle cell disease. Blood 2018;132(11);1198-207.
52. Hendrickson JE, Tormey CA. Rhesus pieces: Genotype matching of RBCs. Blood 2018;132(11);1091-3.

第6章

解决血清学和 DNA 检测之间的不一致

对于大多数样品,血清学确定的抗原表型和 DNA 预测的表型是一致的。然而由于血清学或 DNA 检测的局限性,有时两者并不一致。血清学无法直接检测和解决部分/弱抗原的表达和意外抗体的产生。常规血清学检测可能无法检测到弱抗原,部分抗原与不同的单克隆或多克隆抗血清可能有不同的反应性(从阴性到强阳性)。此外,确定抗体特异性属于"自身"还是"同种"可能很困难,特别是当患者最近接受输血时,患者对相应抗原呈阳性(如 C+ 携带抗-C)。

DNA 检测有自身的局限性。基因分型检测,无论是实验室开发的检测(LDT),还是是否获得美国食品药品管理局(FDA)批准的商品检测,只有检测相应的基因区域或单核苷酸多态性(SNPs)时,才能进行抗原预测。基因分型检测不能解释基因的其他部分,或是其他基因中的核苷酸变化,虽然这些变化未作为靶标,但是可能影响抗原表达。大多数商品平台,在一个分析中所能包含的靶标数量有限,而靶标是根据不同人群中的频率,以及临床意义来选择的。使用传统的分子技术,将每个基因的所有区域作为靶标,既不必要也不可行。

如果存在任何不一致,在进行全面的血清学和/或分子调查之前,应始终调查当前检测的性能和样品的识别,并重复测试。应始终评估分析前、分析中和分析后步骤中的错误,因为它们可能会影响血清学和分子检测结果。

第1节 需要考虑的因素

一、分析前

- 样品采集错误(试管内错误血液)。
- 最近的输血(血清学试验)。
- 未报告的骨髓或干细胞移植。
- 记录错误或样品混淆。

二、分析中

- 技术错误诸如:
- 未遵循制造商的说明书[例如,在错误的试验阶段进行测试,选择错误的聚合酶链反应(PCR)程序]。
- 未检测到混合视野。

- 细胞分离不成功。
- 未将试剂或样品(即 PCR 试剂、抗血清、DNA)添加到试管中。
- 样品调换(即移液错误)。
- 直接抗球蛋白试验(direct antiglobulin test,DAT)阳性(抗原分型呈假阳性,如果抗原类型未知)。
- 导致自发凝集的缗钱状和冷自身抗体。
- 记录错误。

三、分析后

- 记录错误,尤其是在数据输入(抄写)方面。

注:导致表型和基因型不一致的人为错误示例:技术员为血库检测结果不一致、将接受单克隆治疗的患者,进行表型的扩展检测。患者未接受输血,DAT 呈阴性。对抗血清进行质量控制后,试管贴上标签。在添加抗血清时,电话铃响,测试被暂停,以回答关于另一名患者的问题。一旦挂断电话,技术员会继续将抗血清添加到剩余的试管中,并确保每个试管中都含有抗血清。然而此时发生了错误,抗 -s 被加入抗 -S 试管。患者的正确表型是 S-s+,却被错误地鉴定为 S+s+。患者样品的 DNA 检测将是 S-s+,与血清学分型 S+s+ 不一致。不需要进行全面的血清学或分子调查。相反,重复血清学试验,将患者的红细胞定型为 S-s+ 就足以解决问题。操作时的分心会导致任何方面的错误,包括 DNA 检测。

第 2 节　不一致的例子和解决方案

本节重点介绍血清学和/或基于 DNA 的检测的局限性,它会导致两者之间的结果不一致,其后是一个或多个示例或场景。对案例的血清学结果已进行概括性的总结,不再描述涉及抗体鉴定的全面检测工作。这些例子是"真实的"不一致,并假定排除了上述分析前或类似因素。对于许多例子,解决血清学/DNA 不一致结果,需要进行商品血型基因分型平台之外的检测。如这些例子所示,通常需要对较大(或不同)的基因区域做测序或扩增来进行解析。表 6-1 展示了血清学和 DNA 预测之间不一致的例子。

表 6-1　血清学和 DNA 检测不一致的例子 *

不一致		原因	影响		示例
血清学	DNA		出现在患者	出现在供者	
阴性	阳性	血清学检测不出弱抗原表达	对相应抗原产生同种异体免疫作用的第一大风险,除非该抗原是部分抗原	对抗原阴性个体输血可刺激产生针对该抗原的抗体;如果患者携带抗体,可能会影响输注红细胞的存活率	弱 Fy^b(Fy^X) 由 FY*02W.01[1-4]编码 弱 D 由 RHD*weak D type 2[5]编码 弱 K 由 KEL*01.02[6]编码 弱 e 由 RHCE*ceMO[7]编码 弱 c 是由于等位基因 RHCE*ceJAL[8]

续表

不一致		原因	影响		示例
血清学	DNA		出现在患者	出现在供者	
		其他基因改变导致检测不出弱抗原表达	没有同种异体免疫的风险	可能对相应抗原刺激产生抗体；损失罕见供者	In(Lu)表型与 *KLF1*BGM06*[9]基因关联
阳性	阴性	意外的抗原表达	患者可能不会被识别为抗原阴性；对常规抗原有同种异体免疫风险	可能对表位刺激产生抗体	C 假阳性与 *RHD*DIVa*[10]关联 D 表位被 *RHCE*ceCF*[11,12]编码 在 Ce 蛋白质上的 E 样表位被 *RHCE*Ce674G*[13]编码
阴性	阳性	基因分型试验未查询沉默或无效等位基因	对相应抗原有同种异体免疫风险；如果假设抗原阳性可能导致将一个同种抗体解释为自身抗体	无临床影响 失去抗原阴性血液	Jk$_{null}$ 或 Jk(b−)表型被沉默的 *JK*B*（*JK*02N.01*）[14]编码 E−是由于沉默基因 *RHCE*cE*（*RHCE*cE907C*）（纯合时为 D−−）[15]
阳性	阴性	等位基因缺失	无同种异体免疫风险 如果抗原是部分抗原，对相应抗原有产生同种异体免疫的潜在风险	输血给抗原阴性患者可刺激抗体产生	由于内含子变化未能检测出等位基因； Precise-Type HEA 分型平台上缺失 S，是由于 *GYPB*Mit*（*GYPB*24*）[16]等位基因

* 根据用于分型的试剂（或基因分型试剂盒/试验），一些抗原可能为阴性或阳性。注:示例并不全面。

一、DNA 预测抗原阳性,血清学检测为阴性

最常见的不一致是 DNA 预测抗原阳性，而血清学检测为阴性。这些明显的假阳性可归因于变异等位基因、沉默或无效等位基因，或影响抗原表达的另一个基因的变化。

(一)编码弱或部分抗原表达的等位基因

与弱表型或部分表型相关的变异等位基因,可导致血清学和 DNA 结果不同。根据不同的抗血清及其包含的克隆株,或试验方法(凝胶、试管、固相、毛细管或吸附放散研究),抗原表达可能检测不到。

弱 Fy^b(通常称为 Fy^X 表型)用血清学试验通常无法检测到,不一致众所周知。该表型由 *FY*B*(*FY*02*)等位基因编码,它携带附加的 c.265C>T(p.Arg89Cys)[1-4,17,18]。大多数基因分型检测都包括该标记,以指示弱抗原状态,但即使不包括,DNA 结果也能准确预测 Fy(b+)。至今尚无任何有关该等位基因编码的弱 Fy^b 个体产生抗-Fy^b 的报道。在其他血型系统中也有许多例子,弱抗原表达(D 带有 *RHD*weak D type 2*)[5]和/或抗原检测结果取决于试剂(K 带有 *KEL*01.02*[6];C 带有 *RHCE*CeRN*[19];e 带有 *RHCE*ceMO*[7];e 带有 *RHCE*ceJAL*[8])。

示例:弱 Jk^a 抗原。一个样品使用商品基因分型预测为 Jk(a+b+),但红细胞定型为 Jk

(a-b+)。重复血清学检测发现红细胞呈现 Jk^a 弱阳性。JK 基因测序发现该样品外显子 8 中的 c.838G>A 为杂合子,预测为 Jk(a+b+);但在外显子 3 中的 c.130G>A 也是杂合子,编码氨基酸变化为 p.Glu44Lys,与 Jk^a 的弱表达相关[20]。携带此等位基因的 Jk^a 抗原表达有很大差异。某些之前被定型为 Jk(a-b-) 的供者,通过 DNA 检测发现是 Jk*A(Jk*01) 等位基因的纯合子[21,22]。携带该等位基因的个体也产生了同种抗-Jk^{a[23,24]},但尚未显示具有临床意义[24]。该等位基因并不罕见,据报道其频率在欧洲为 7.85%,在美国为 19.16%,在东亚高达 39.78%[25,26]。

解析:血清学试验检测不到由 JK*A(130A)(JK*01W.01)编码的弱 Jk^a(图 6-1)。

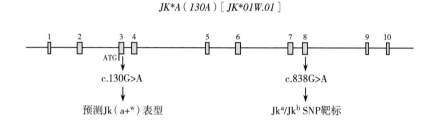

图 6-1　与 JK*A(130A)(JK*01W.01)不一致的例子,与弱 Jk^a 分型相关。ATG= 起始密码子(甲硫氨酸);SNP = 单核苷酸多态性

(二) 罕见的沉默或无效等位基因

罕见的沉默或无效等位基因,与无功能蛋白以及相应抗原表达的缺失相关,它可能是由于无义突变、剪接位点和启动子突变,以及插入/缺失(indels)和重复(duplications)等事件所造成。无效表型(null phenotype)诸如 Fy(a-b-) 和 S-s-U-,在某些人群中并不罕见,通常被纳入基因分型试验和平台,以避免产生大量的不一致。然而,如果不检测编码多态性的 SNP 以外的信息,则无法识别不被基因分型试验或检测平台作为特定靶标,由 1 个核苷酸改变导致的沉默等位基因。

例子:E 抗原。一名近期无输血史的患者,使用商品基因分型试验预测样品为 C-E+c+e+,但红细胞血清学定型为 C-E-c+e+。使用 2 种不同的抗-E 试剂检测红细胞,发现两者均无反应。PCR-RFLP 基因分型发现,样品的 RHCE 第 5 外显子 c.676G>C 为杂合子,预测为 E+e+ 表型,与商品基因分型试验一致。对 RHCE 基因 Sanger 测序发现,第 6 外显子 907 位核苷酸 C 缺失,导致移码和氨基酸(p.Leu303Ter)提前终止,故预测为 E-c- 表型(RHCE 的一个无效等位基因,不表达任何蛋白质)。值得注意的是,该等位基因编码的 c- 表型在样品中并不明显,因为 RH*ce 在反式位置。有趣的是,该等位基因主要在西班牙裔人群中发现(如报告所述),纯合时与罕见的 D- 表型相关。因此设计了以 c.907 缺失 C 为靶标的 PCR-RFLP 试验,来减少使用 RHCE 测序解决此类不一致[15]。

解析:针对 c.676G>C E/e 变化的商品 DNA 试验,初始预测结果为假阳性。进一步的 DNA 检测,确定了 1 个沉默的等位基因 RHCE*cE907delC(RHCE*03N.02),该等位基因可以预测 E-表型,其结果与血清学的 E-表型一致(图 6-2)。

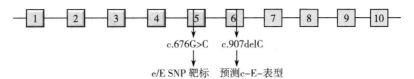

RHCE*cE907delC［*RHCE *03N.02*］

图 6-2　与 *RHCE*cE907delC*（*RHCE*03N.02*）不一致的示例。血清学检测定型为 E−，但针对 c.676G>C SNP 的 DNA 检测预测为 E+。额外的 DNA 检测确定了 c.907 缺失 C，现在基因分析结果预测为 E−

(三) 其他基因的影响

有一些血型抗原的表达，依赖其他不同基因编码的蛋白质的表达，这些基因甚至不在同一条染色体上。伙伴蛋白质表达的改变，可能会产生显著影响，并导致血型抗原不表达（无效）或表达较弱，这可能是常规血清学无法检测到的。偶尔会遇到这种不一致的情况：常规的分子生物学试验预测抗原为阳性，而常规血清学试验抗原为阴性。

一个例子是 Kell 血型系统。抗-Kp^b 筛查可确定潜在的罕见 Kp(b−) 供者，而基因分型却预测为 Kp(a−b+)［以及 K−k+、Js(a−b+)］。如果样品来自男性个体，且 Kell 抗原类型呈弱阳性，则不一致的起因可能是 XK 基因突变，而不是 KEL 基因。Kell 糖蛋白通过一个二硫键与 Kx 蛋白相连。与 X 连锁的 XK 基因突变，导致 Kx 蛋白缺失或被修饰，它与 Kell 抗原表达减弱相关（McLeod 表型）[27,28]。Kell 的减弱在男性中很明显，因为他们只有 1 个 X 染色体拷贝，而女性有 2 个拷贝，只能是携带者（除非是纯合子，但迄今为止无报道）。

另一个例子是 Lutheran 血型系统。当红细胞为 Lu(a−b−) 型，而基因分型预测为 Lu(a−b+) 时，其不一致可能是由于无义突变造成 Lutheran 无效表型，或另一个 *EKLF* 或 *KLF1* 基因的突变，导致 In(Lu) 表型［通常被称为显性 Lu(a−b−) 表型］。In(Lu) 表型的 Lutheran 糖蛋白表达非常弱，是 *EKLF* 或 *KLF1* 基因（而非 *LU*）显性突变的结果。该基因编码一种红系特异性转录因子，即红系 Krüppel 样因子（EKLF）[9]，它调节许多红系基因的表达，除了减少 Lutheran 抗原外，也减少 P1、In^b 和 AnWj 的表达。In(Lu) 表型个体确实表达 Lu 抗原（通常需要吸附放散进行检测），而且他们没有产生抗-Lu3 抗体的风险。需要对 LU 和 KLF1 基因进行额外的基因测序，以区分样品是 Lu_null 还是 In(Lu) 表型。

例子：Lu^b 抗原。商品基因分型试验预测样品为 Lu(a−b+)，但红细胞血清学定型为 Lu(a−b−)。对 Lutheran 外显子 3 的 DNA 测序证实，样品的初始 DNA 检测结果为 c.230A>G 的纯合子，预测为 Lu(a−b+) 表型。重复血清学检测，红细胞仍然为 Lu(a−b−)。对 *LU* 测序未发现外显子和侧翼剪接位点的任何变化，证实了最初的 DNA 检测结果，提示可能是 In(Lu) 表型。KLF1 基因测序发现 1 个杂合变化，在 954 位有 1 个 G 重复，导致发生移码以及下游第 34 个氨基酸改变为终止密码子 p.Arg319GlufsTer34（在 319 位氨基酸从 Arg 变为 Glu，发生移码和下游 34 个氨基酸处提前终止）。

解析：样品为由 *KLF1*BGM06*[9] 编码的 In(Lu) 表型（图 6-3）。常规血清学试验无法检测到非常弱的 Lu^b 抗原。迄今为止已有 50 多个与 In(Lu) 表型相关的 *KLF1* 等位基因被报道[29-32]。

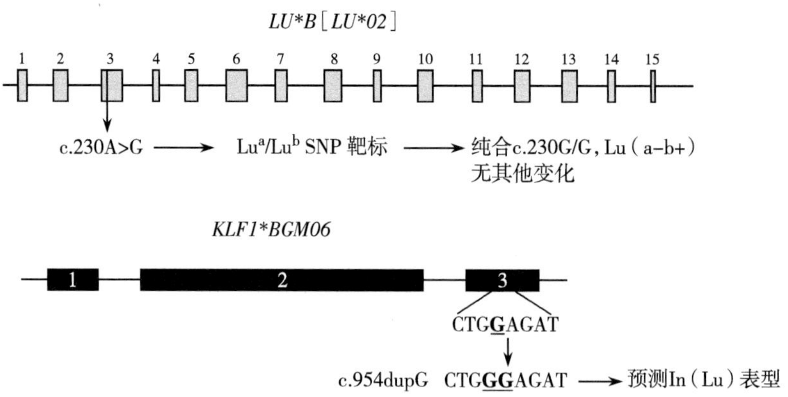

图 6-3　与 *KLF1* 基因突变不一致的例子,c.954 的 G 重复(*KLF1*BGM06*),与 In(Lu)表型相关

二、DNA 预测抗原阴性,血清学检测为阳性

基于 SNP 的 DNA 试验预测抗原为阴性,而血清学检测为阳性的不一致,远低于与此相反的情况。

(一) 意外的抗原表达:抗原阳性但等位基因为阴性

基因分型明显的假阴性,可能来自能够改变蛋白质表位的核苷酸突变,导致与某些抗血清的交叉反应,而与其他抗血清没有反应。在这种情况下,编码样品抗原的特定等位基因为阴性,但血清学反应可能为阳性。这种交叉反应可能是由于同一个基因,或另一个基因的改变而产生。Rh 系统有许多例子,但应注意的是,反应性通常取决于抗血清:

- 抗-D(GAMA401 克隆)与由 *RHCE*ceCF*(*RHCE*01.20.06*)编码的 Crawford 抗原(Rh43)反应,其点突变为 c.697C>G,编码 RhD 蛋白上的相同氨基酸 233Glu[11,12]。
- *RHCE*ceHAR*(*RHCE*02.10.01*)(以前称为 DHAR 或 R_0^{Har})出现一些与商品抗-D 试剂的假阳性,其中 RHCE 外显子 5 被 RHD 相应外显子所替换[33]。
- 当不存在 *RHCE*C* 等位基因时,C 抗原也可与大多数商品抗-C 血清发生强烈反应。例如,由杂交 *RHD* 编码的蛋白质,其中外显子 4 至 7 被 RHCE 的外显子取代[*RHD*DIIIa-CE(4-7)-D*;*RHD*03N.01*][34]。另一种非常类似的杂交,*RHD*D-CE(4-7)-D*(*RHD*01N.06*),也与 C+ 血清学定型相关,但反应性要弱得多,可能会被某些试剂漏检[35]。
- RHD*DIVa 等位基因与假阳性 C 分型相关。这些样品没有 *RHCE*C* 等位基因,但它们的红细胞可能与某些抗-C 试剂有不同的反应性[10]。

注:当新克隆出现在市场上时,它们可能还具有尚未确定的与不同基因型的红细胞的交叉反应性。

例子:意外的 E 分型。一个样品被商品基因分型试验预测为 C+E−c+e+,但红细胞定型为 C+E+c+e+。对 *RHCE* 外显子 5 的 DNA 测序证实该样品 *RHCE*E* 阴性(c.676G/G),故预测为 E−e+。但是在外显子 5 中发现一个 c.674C>G 杂合性改变,它编码 p.Ser225Cys。Rh-cDNA(RNA)分析将 c.674G 与 RHCE*Ce 等位基因连接起来(它是顺式),这个改变与 226 的氨基酸 E/e 多态性相邻,似乎造成一个 E 样表位。进一步的血清学检测发现,红细胞与不同的抗-E 试剂具有不同的反应性(0 到 4+)[13]。

解析：这种不一致是由于 *RHCE*Ce674G*（*RHCE*02.29*）编码的 Ce 蛋白上有一个 E 样表位（图 6-4）。

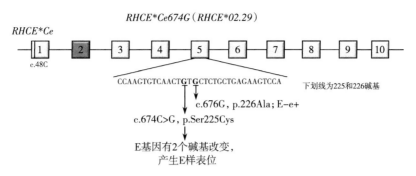

图 6-4　来自 *RHCE*Ce* 等位基因编码的蛋白质的意外 E 抗原，其变化（c.674C>G，p.Ser225Cys）产生一个 E 样表位

（二）等位基因脱扣（allele dropout）

基因分型预测抗原阴性、血清学抗原阳性的假阴性情况并不常见。发生这种情况通常是由于等位基因脱扣（或缺乏对靶标的扩增）。一个核苷酸的改变，或是位于 PCR 引物或探针结合位点内的内含子或外显子的改变，阻止了引物或探针退火，因此不会检测到相应的等位基因。内含子的改变通常不会影响抗原的表达，只会阻碍引物或探针的结合，造成等位基因脱扣。外显子改变对抗原表达的影响，取决于突变类型（同义、错义等），并可能与抗原表达的改变相关。其中一个例子是 *GYPB*Mit*（*GYPB*24*）样品，在 PreciseType *HEA* 基因分型平台上，出现 *GYPB*S* 等位基因脱扣。这里的 c.161G>A 变化位于 *GYPB*S c.143T* 核苷酸附近，可能导致 S-探针不能结合，无法检测到 *GYPB*S* 等位基因[16]。

例子：E 等位基因脱扣。一个样品在基于 SNP 的 DNA 检测平台被预测为 E−e+，但红细胞定型为 E+e+。针对商品平台上的 SNP c.676G>C 变化，实验室 PCR-RFLP 试验发现样品为 c.676G/C，预测为 E+e+。对 RHCE 第 5 外显子进行 DNA 测序也发现样品 c.676G>C 为杂合子，预测为 E+e+，与血清学结果一致。在外显子 5 或侧翼剪接位点中未发现任何改变。对内含子 4（外显子 5 上游）进行测序，发现了 1 个改变 c.635−241G>C（635 是外显子 5 的第 1 个核苷酸，上游 241bp，在内含子中如"−"所示），它位于引物结合位点，这造成 *RHCE*E* 的 PCR 产物脱扣，因此被商品试验预测为 E−（纽约血液中心，未发表的观察）。

解析：内含子 4 中引物结合位点的改变，导致 *RHCE*cE*（*RHCE*03*）等位基因没有 PCR 扩增，因此预测为 E−表型（图 6-5）。通过血清学和验证性分子检测，样品确定为 E+。

（三）未检测到的杂交等位基因

杂交等位基因是基因转换的结果，相似的基因单向交换遗传物质。杂交等位基因可能会混淆基因分型试验，若与等位基因成反式，可能无法检测到杂交。因为传统的 DNA 检测不是定量的，它无法区分一个等位基因的 1 个或 2 个拷贝是否存在并被扩增。杂交等位基因的检测，也可能受到杂交等位基因的转换事件发生的特定位置的阻碍。如果 PCR 引物位于转换发生的范围内，则杂交等位基因可能不会被检测到。

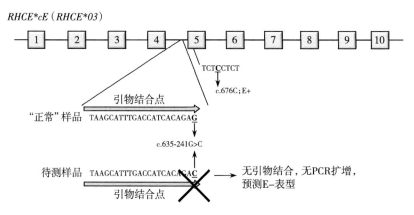

图 6-5　与 E 不一致的例子。基于 SNP 的 DNA 检测出现 E 假阴性,由引物结合位点的内含子变化和 *RH*E* 等位基因脱扣所引起

例子:MNS 系统高频抗原抗体。患者红细胞定型为 S–型,但与不同的抗-s 试剂有不同的反应性(从阴性到强反应)。怀疑存在一个针对 MNS 系统高频抗原的抗体。商品试验的初步 DNA 检测预测为 S–s+。使用针对每个外显子的 *GYPB* 特异性引物,未能扩增 *GYPB* 外显子 1 至 3(假外显子 3)。因此选择合适引物,在长片段 PCR 中一次性扩增 *GYPB* 外显子 2 至 6。从长片段和 *GYP* 外显子 PCR,以及测序分析,发现该样品具有 *GYPB* 外显子 2 到 6,外显子 4 中的 *GYPB*s*(*c.143C*)为纯合。但是也具有 *GYPA* 外显子 1 至 3,与 *GYP(A-B)* 杂交 *GYP*Hil*(*GYP*201.01*)一致[36]。*GYP*Hil* 编码的 s 抗原与单克隆抗体表现出不同的反应性,但与大多数多克隆抗血清的反应较强[37]。怀疑该等位基因还编码部分 s,这些个体可能存在同种抗-s 的风险(未发表)。

解析:该样品是编码 s 抗原的杂交 *GYP* 等位基因的纯合子,该等位基因与单克隆抗-s 表现出可变的反应性,这可能导致分子检测和血清学结果之间的不一致,具体取决于抗血清的来源。S 和 s 的核苷酸改变在 *GYPB* 外显子 4。因此该样品基于 SNP 的检测结果是 *GYPB*s*(*GYPB*04*)的纯合,预测为 S–s+(图 6-6)。

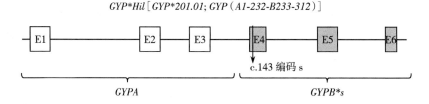

图 6-6　杂交的 *GYP* 等位基因 *GYP*Hil*(*GYP*201.01*),可能无法被常规 DNA 测试所检测到,并与可变的 s 抗原分型结果相关

例子:杂交等位基因 *RHCE*CeRN*(*RHCE*02.10.01*)。一名患者定型为 C+E–c+e+,但有明显的同种抗-C。基于 SNP 的 DNA 检测与血清学一致,并预测为 C+E–c+e+。使用 RHCE BeadChip(Immucor)进行的额外测试也预测为 C+E–c+e+,未检测到任何变异体。PCR-RFLP 分析发现,该样品为改变的 Ce 等位基因 *RHCE*CeRN*(*RHCE*02.10.01*)杂合子。

RHCE*CeRN 等位基因是 RHCE 外显子 4 被 RHD 相应外显子替换的杂交基因。该等位基因于 1996 年被报道为 R^N 表型的分子基础,编码部分 C 和 e,并产生 Rh32 抗原阳性结果。在纯合时,缺乏高频抗原 Rh46(Sec 抗原)[38]。*RHCE*CeRN* 外显子 4 的检测和扩增取决于 PCR 引物的位置。

图 6-7 描述引物的选择如何影响 *RHCE*CeRN* 外显子 4 的扩增(以及随后的检测)。Primer#1 尝试与转换事件中的某个位置结合,但由于该位置的序列来自 *RHD*(而非 *RHCE*),因此无法结合,故在此区域无扩增。引物 #2 在转换事件发生的区域外结合,其中序列为 *RHCE*,因此这个区域会被扩增。如果分析用的引物位于转换范围内,则不会发生 *RHCE*CeRN* 等位基因的扩增,并且当不同的 *RHCE* 等位基因处于反式时,该等位基因的存在不会很明显。

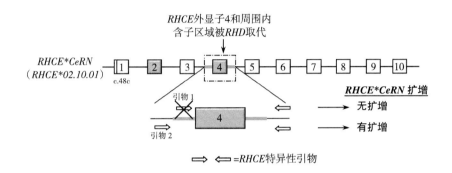

图 6-7　描述 *RHCE*CeRN*(*RHCE*02.10.01*)等位基因,以及 PCR 引物位置对检测该杂交等位基因的重要性。如果使用引物 1,则 *RHCE*CeRN* 不会被扩增,但使用引物 2 会有扩增

解析:该样品的部分 C 表型,是由杂交等位基因 *RHCE*CeRN*(*RHCE*02.10.01*)所编码。Immucor *RHCE* BeadChip 平台 *RHCE* 外显子 4 的引物,位于转换事件发生的区域(图 6-7)。这是试验一个已知的局限性,仅在 *RHCE*CeRN* 纯合时才能被检测到(所有 *RHCE* 外显子 4 靶标均报告为低信号)[39]。可以选择位于转换事件发生区域之外的引物进行试验,即能检测到该杂交等位基因。

三、自身抗体还是同种抗体?

当患者对相应抗原阳性并且最近接受过输血时,这时很难确定抗体是自身抗体还是同种抗体。编码部分抗原的变异等位基因,在大多数血型中均有报道。携带这些改变的蛋白质的个体,潜在性地缺乏表位,甚至缺乏高频抗原,并有产生相应同种抗体的风险。改变的蛋白质对抗血清的反应也非常不同,可以从阴性到强阳性,因此反应强度并不是"正常"抗原的确定性指标。

例子:自身还是同种抗-Jk^a? 一名患者被基因分型试验预测为 Jk(a+b−),但在患者血浆中发现了明显的抗-Jk^a 抗体。患者最近接受了输血,无法确定该抗体是同种抗体还是自身抗体。DNA 测序发现在外显子 8 中的 c.838G>A 为纯合,故预测为 Jk(a+b−),但在外显子 3 中的 c.130G>A 也为纯合(p.Glu44Lys)。携带该等位基因的个体可以产生抗-Jk^a。迄今为止,该抗体尚未被证明具有临床意义[24]。

解析:样品具有改变了的 *JK*A* 等位基因(*JK*01W.01*)(图 6-8)。在患者血浆中发现的抗 -Jk^a 是同种抗 -Jk^a。注:该等位基因被用作早期示例,与抗 -Jk^a 具有不同的反应强度。

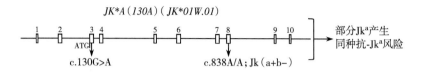

图 6-8 *JK*A(130A)(JK*01W.01)* 等位基因与部分 Jk^a 以及产生同种抗 -Jk^a 相关

例子:自身还是同种抗 -C? 一名患者红细胞定型为 C+E+c+e+,但发现了抗 -C 抗体。商品试验的 DNA 检测证实了血清学结果,患者为 C+。*RHCE* 的 DNA 测序发现,该样品外显子 1 的 c.122A>G(p.Gln41Arg)为杂合子,编码 C^W 抗原[40]。应该注意的是,Grifols ID CORE XT 和 Agena Hemo ID DQS 试验平台将该等位基因作为靶标,但是 Immucor PreciseType 未采用。RHCE*CeCW 等位基因(*RHCE*02.08.01*)与 C^W+ 表型相关,并编码一个部分 C 抗原[18,41]。携带该等位基因的个体,有产生同种抗 -C 和同种抗 -e 的风险(纽约血液中心,未发表的报告)。

解析:患者 *RHCE*Ce* 改变了[*RHCE*CeCW(RHCE*02.08.01)*](图 6-9)。患者存在同种抗 -C 和同种抗 -e 的风险。

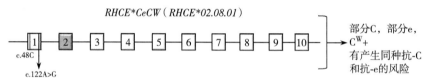

注:通常的 *RH*C* 携带 c.48C 和 *RHD* 外显子 2(灰色方框)

图 6-9 *RHCE*CeCW* 等位基因的描述(*RHCE*02.08.01*)

例子:自身还是同种抗 -D? 一名患者的红细胞定型为 D+,但是检测出抗 -D。该患者未接受输血,自身对照为阴性,提示该抗 -D 是同种抗体。使用多种商品抗 -D 试剂测试表明红细胞呈强 D+。使用 Immucor RUO *RHD* prototype Bead-Chip 对 *RHD* 变异体做 DNA 检测,结果显示患者为 *DIIIa*,或是可能的 *DIIIa/DIIIa-CE(4-7)-D* 杂交等位基因。*RHD*DIIIa*(*RHD*03.01*)和杂交的 *RHD*(*RHD*03N.01*)具有相同的核苷酸变化(外显子 2 的 c.186G>T,外显子 3 的 c.410C>T 和 c.455A>C)。*RHD*DIIIa* 还有外显子 4 的 c.602C>G,以及外显子 5 的 c.667T>G(图 6-10)[42,43]。因为这个杂交的 *RHD* 缺失 *RHD* 外显子 4-7,所以在 RHD BeadChip 上的格局是相同的,无论是否仅存在 *RHD*DIIIa* 或与杂交的 *RHD* 同时存在。PCR 检测 *RHD* 合子性表明只有 1 个 *RHD* 基因[44]。此外,由于样品红细胞定型为 C-,因此排除了与 C+ 表型相关的杂交表型 *DIIIa-CE(4-7)-D*。由此得出结论,该患者为 *RHD*DIIIa* 半合子(hemizygote)。DIIIa 表型在非洲血统的人群中并不少见,并已证实该表型个体可以产生同种抗 -D。该等位基因还编码低频抗原 DAK(Rh54)[45]。

解析:样品携带一个改变的 *RHD* 等位基因,编码部分 D 表型(图 6-10)。患者存在同

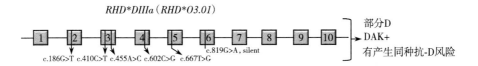

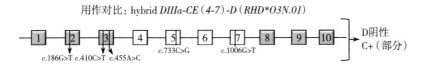

图 6-10 *RHD*DIIIa*（*RHD*03.01*）和杂交的 *DIIIa-CE*（*4-7*）*-D*（*RHD*03N.01*）等位基因图

种抗-D 的风险。

例子:自身还是同种抗-e? 一名患者被商品 DNA 试验预测为 C−E+c+e+,但在血浆中检测出抗-e 抗体。使用 RHCE BeadChip（Immucor）做基因分型,证实了 C−E+c+e+ 的初始 DNA 结果,并且没有发现任何变异体。*RHCE* 基因测序发现,样品外显子 2 的 c.254C>G 变化（p.Ala85Gly）为杂合子。这个等位基因 [*RHCE*ce254G* 或 *RHCE*ceAG*（*RHCE*01.06.01*）] 编码部分 e 和 c,在纯合时造成高频抗原 CEAG（Rh59）缺失[46]。在非洲血统个体中,*RHCE*ce254G* 等位基因频率在 4.5% 到 5.8% 之间[46,47]。因为该等位基因在某些人群中并不罕见,设计了针对 c.254C>G 变化的 PCR-RFLP 试验[46]。

解析:该样品携带一个改变了的 *RHCE*ce* 等位基因,编码部分 e 表型,与 *RHCE*cE* 成反式结构（图 6-11）。患者存在同种抗-e 和抗-f(-ce)的风险。

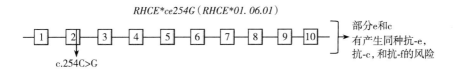

图 6-11 *RHCE*ce254G* 等位基因图（*RHCE*01.06.01*）,编码部分 c 和 e 抗原

参 考 文 献

1. Olsson ML, Smythe JS, Hansson C, et al. The Fy(x) phenotype is associated with a missense mutation in the Fy(b) allele predicting Arg89Cys in the Duffy glyco-protein. Br J Haematol 1998;103:1184-91.
2. Tournamille C, Le Van Kim C, Gane P, et al. Arg89Cys substitution results in very low membrane expression of the Duffy antigen/receptor for chemokines in Fy(x) individuals. Blood 1998;92:2147-56.
3. Parasol N, Reid M, Rios M, et al. A novel mutation in the coding sequence of the FY*B allele of the Duffy chemokine receptor gene is associated with an altered erythrocyte phenotype. Blood 1998;92:2237-43.
4. Yazdanbakhsh K, Rios M, Storry JR, et al. Molecular mechanisms that lead to reduced expression of Duffy antigens. Transfusion 2000;40:310-20.

5. Wagner FF, Gassner C, Müller T, et al. Molecular basis of weak D phenotypes. Blood 1999;93:385-93.

6. Poole J, Warke N, Hustinx H, et al. A KEL gene encoding serine at position 193 of the Kell glycoprotein results in expression of KEL1 antigen. Transfusion 2006;46(11):1879-85.

7. Noizat-Pirenne F, Mouro I, Le Pennec P-V, et al. RHCE*ceMO is frequently in cis to RHD*DAU0 and encodes a hr(S) -, hr(B) -, RH:-61 phenotype in black persons: Clinical significance. Br J Haematol 2001;113(3):672-9.

8. Westhoff CM, Vege S, Wylie D, et al. The JAL antigen (RH48) is the result of a change in *RHCE* that encodes Arg114Trp. Transfusion 2009;49:725-32.

9. Singleton BK, Burton NM, Green C, et al. Mutations in EKLF/KLF1 form the molecular basis of the rare blood group In(Lu) phenotype. Blood 2008;112:2081-8.

10. Westhoff CM, Vege S, Halter-Hipsky, et al. RHCE*ceTI encodes partial c and partial e and is often in *cis* to DIVa. Transfusion 2013;53:741-6.

11. Flegel WA, Wagner FF, Chen Q, et al. The RHCE allele ceCF: The molecular basis of Crawford (RH43). Transfusion 2006;46:1334-42.

12. Moulds MK. Review: Monoclonal reagents and detection of unusual or rare phenotypes or antibodies. Immunohematology 2006;22(2):52-63.

13. Vege S, Lomas-Francis C, Hu Z, et al. E antigen typing discrepancy reveals a novel 674C>G change (Ser225Cys) on RhCe responsible for expression of some E epitopes. Transfusion 2012;53(S):34A.

14. Irshaid NM, Henry SM, Olsson ML. Genomic characterization of the Kidd blood group gene: Different molecular basis of the Jk(a-b-) phenotype in Polynesians and Finns. Transfusion 2000;40(1):69-74.

15. Westhoff CM, Vege S, Nickle P, et al. Nucleotide deletion in RHCE*cE (907delC) is responsible for a D– – haplotype in Hispanics. Transfusion 2011;51(10):2142-7.

16. Lomas-Francis CL, Louzon M, Vege S, et al. The S antigen encoded by GYPB*Mit is a partial antigen: First report of alloanti-S in a person with S+Mit+ RBCs. Vox Sang 2016;111(1):68.

17. Westhoff CM. Molecular DNA-based testing for blood group antigens: Recipient-donor focus. ISBT Science Series 2013;8:1-5.

18. Reid ME, Lomas-Francis C, Olsson ML. The blood group antigen factsbook. 3rd ed. Waltham, MA: Elsevier, 2012.

19. Velliquette R, Vege S, Lomas-Francis CL, et al. RhC typing discrepancies in minority donors. Transfusion 2015;55(S):20A.

20. Wester ES, Storry JR, Olsson ML. Characterization of Jk(a+weak): A new blood group phenotype associated with an altered JK*01 allele. Transfusion 2011;51:380-92.

21. Vege S, Hue-Roye K, Velliquette RW, et al. Characterization and prevalence of Kidd system genotype/phenotype discrepancies in minority blood donors. Transfusion 2013;53(S):164A.

22. Wu PC, Chyan TW, Feng SH, et al. Genotyping and serotyping profiles showed weak Jk^a presentation for previously typed as Jk$_{null}$ donors. Vox Sang 2019;114;268-74.

23. Whorley T, Vege S, Kosanke J, et al. JK alleles associated with altered Kidd antigen expression. Transfusion 2009;49(S):48A-9A.

24. Velliquett RW, Burgos A, Vege S, et al. Alloanti-Jk^a and and alloanti-Jk^b in a patient initially predicted to be Jk(a+b+). Transfusion 2015;55(S):34A-5A.

25. 1000 Genomes Project Consortium, Auton A, Brooks LD, et al. A global reference for human genetic variation. Nature 2015;526(7571):68-74.

26. Möller M, Jöud M, Storry JR, Olsson ML. Erythrogene: A database for in-depth analysis of the extensive variation in 36 blood group systems in the 1000 Genomes Project. Blood Adv 2016;1(3):240-9.

27. Danek A, Rubio JP, Rampoldi L, et al. McLeod neuroacanthocytosis: Genotype and phenotype. Ann Neurol 2002;50:55-64.

28. Lee S, Russo D, Redman CM. The Kell blood group system: Kell and XK membrane proteins. Semin Hematol 2000;37:113-21.

29. Garcia-Sanchez F, Pardi C, Kupatawintu P, et al. Identification of new KLF1 and LU alleles during the resolution of Lutheran typing discrepancies. Transfusion 2016;56:1413-18.

30. Kawai M, Obara K, Onodera T, et al. Mutations of the KLF1 gene detected in Japanese with the In(Lu) phenotype. Transfusion 2017;57:1072-7.

31. Wang Z, Luo G, Ji Y. A novel 519_525dup mutation of KLF1 gene identified in a Chinese blood donor with Lu(a-b-) phenotype. Transfusion 2013;53:1619-20.

32. International Society of Blood Transfusion. Red cell immunogenetics and blood group terminology. Amsterdam: ISBT, 2019. [Available at http://www.isbtweb.org/working-parties/red-cell-immunogenetics-and-blood-group-terminology/ (accessed July 23, 2019).]

33. Beckers EA, von Faas BH, dem Borne AE, et al. The R0Har Rh:33 phenotype results from substitution of exon 5 of the RHCE gene by the corresponding exon of the RHD gene. Br J Haematol 1996;92:751-7.

34. Faas BH, Beckers EA, Wildoer P, et al. Molecular background of VS and weak C expression in blacks. Transfusion 1997;37:38-44.

35. Pham BN, Peyrard T, Juszczak G, et al. Heterogeneous molecular background of the weak C, VS+, hr B-, Hr B- phenotype in black persons. Transfusion 2009;49:495-504.

36. Huang CH, Blumenfeld OO. Identification of recombination events resulting in three hybrid genes encoding human MiV, MIV(J.L.), and St" glycophorins. Blood 1991;77(8):1813-20.

37. Aeschlimann J, Burgos A, Lew V, et al. Long range PCR reveals the genetic basis of an antibody in pregnancy to a high prevalence MNS antigen. Transfusion 2017;57(S3):150A.

38. Rouillac C, Gane P, Cartron J, et al. Molecular basis of the altered antigenic expression of RhD in weak D(Du) and RhC/e in RN phenotypes. Blood 1996;87(11):4853-61.

39. RHCE BeadChip (package insert). 190-00307 Rev. H. Norcross, GA: Immucor, 2018.

40. Mouro I, Colin Y, Sistonen P, et al. Molecular basis of the RhCW (Rh8) and RhCX (Rh9) blood group specificities. Blood 1995;86(3):1196-201.

41. Tippett P. Serological study of the inheritance of unusual Rh and other blood group phenotypes. Thesis (doctoral)—University of London, 1963.

42. Huang CH, Chen Y, Reid M. Human D(IIIa) erythrocytes: RhD protein is associated with multiple dispersed amino acid variations. Am J Hematol 1997;55:139-45.

43. Westhoff CM, Vege S, Halter-Hipsky C, et al. DIIIa and DIII Type 5 are encoded by the same allele and are associated with altered RHCE*ce alleles: Clinical implications. Transfusion 2010;50:1303-11.

44. Chiu RW, Murphy MF, Fidler C, et al. Determination of RhD zygosity: Comparison of a double amplification refractory mutation system approach and a multiplex real-time quantitative PCR approach. Clin Chem 2001;47:667-72.

45. Reid ME, Storry ME, Sausais L, et al. DAK, a new low-incidence antigen in the Rh blood group system. Transfusion 2003;43(10):1394-7.

46. Westhoff CM, Vege S, Halter-Hipsky C, et al. RHCE*ceAG (254C>G, Ala85Gly) is prevalent in blacks, encodes a partial ce-phenotype, and is associated with dis-

cordant RHD zygosity. Transfusion 2015;55:2624-32.

47. Chou S, Jackson T, Vege S, et al. High prevalence of red blood cell alloimmunization in sickle cell disease despite transfusion from Rh-matched minority donors. Blood 2013;122(6):1062-71.

第7章

红细胞基因分型的应用

了解实验室检测有用性的最好方法,是考虑如何以及何时在现实世界中应用。本章对患者和献血者的案例描述,举例说明红细胞基因分型如何增强和补充血清学的发现,有助于指导临床决策。案例包括以下主题:

1. 温自身抗体。
2. 在 Dombrock 系统中没有抗血清的抗原。
3. Daratumumab 单抗。
4. 干细胞移植。
5. Kidd 系统中的供者不一致。
6. Kell 系统中的供者不一致。
7. 弱 D。
8. 抗-D 胎儿和新生儿溶血病,包括讨论母亲血浆中的 cffDNA。
9. 镰状细胞病中的 Rh 变异体。
10. 抗-e 样抗体。

案例 1:温自身抗体

一名 59 岁女性被诊断为自身免疫性溶血性贫血(autoimmune hemolytic anemia,AIHA)。患者多次输血,已不可能对红细胞表型定型。她有抗-E、抗-K 和温自身抗体。目前她的样品在所有测试中均呈阳性。使用 R_1R_1、R_2R_2 和 rr 红细胞进行同种吸附,未发现新的同种抗体。尽管之前接受的是 E− 和 K− 血液,该患者仍有明显的输血后溶血反应。然后该样品做红细胞基因型检测。她的红细胞被预测为 C+E−c+e+;K−k+;Fy(a+b+);Jk(a+b−);M+N+S+s+;Do(a+b+)。由于她只有 Jk^b 呈阴性,因此怀疑输血后溶血是由无法检测到的同种抗-Jk^b 所引起的。患者接受 E−、K− 和 Jk(b−)红细胞输血,无并发症。

为接受多次输血又具有强自身抗体的患者,寻找合适的红细胞(Red Blood Cell,RBC)制品可能是一个挑战。因为所有的抗体筛查细胞以及抗体鉴定谱细胞都是阳性结果,所以很难检测和鉴定潜在的同种抗体。同种异体或自身吸附技术,并非总能在所有单位中进行,而且试验流程非常耗时。此外,20% 至 40% 的患者可能具有潜在的同种抗体,这些抗体具有临床意义但无法被检测到,因为在吸附过程中弱同种抗体可能被稀释[1-5]。因此红细胞基因分型有助于扩展患者的抗原图谱。

案例 2：Dombrock 系统中的无抗血清抗原

一名 32 岁的镰状细胞病（sickle cell disease, SCD）男性患者，携带多种红细胞同种抗体[anti-E、-K、-S、-Fyᵃ、-Jkᵇ、-V、（可能的）-Fy3 和-Doᵃ]，将在手术前接受红细胞输注。此前已获得红细胞基因型，提出申请 E、K、S、Fyᵃ、Fyᵇ、Jkᵇ、V 和 Doᵃ 抗原阴性红细胞。用红细胞基因分型确定血液成分，预测为 Do(a−)，以及 E、K、S、Fyᵃ、Fyᵇ、Jkᵇ 和 V 抗原阴性。

寻找 Do(a−) 的血液可能具有挑战性，因为没有被许可的抗血清来分型，即使是单一供者来源的、未经许可的多克隆 Dombrock 抗血清也很稀少，而且往往反应较弱。因此对献血者和患者来说，红细胞基因分型在临床上有助于检测稀有或不常见的血型抗原，并已成为鉴定 Dombrock 抗原的标准。

案例 3：Daratumumab 单抗

一名 68 岁多发性骨髓瘤男性患者，因贫血需要输血。血型和筛查结果被发送到血库，抗体筛查和谱细胞配组上的所有细胞均呈阳性。病历显示患者正在使用一种名为 Daratumab 的单抗药物[6]。

Daratumab 是抗-CD38 单克隆抗体。CD38 在浆细胞上强烈表达，但以低水平存在于红细胞上。由于抗-CD38 干扰抗体识别，可能掩盖红细胞同种抗体。为避免干扰反应[7]，可以使用二硫苏糖醇（dithiothreitol, DTT）将试验细胞上的 CD38 抗原变性。然而许多医院血库可能没有使用 DTT 的政策。此外，DTT 还破坏具有临床意义的诸如 Kell 等其他血型系统的抗原。因此建议对 K 抗原进行前瞻性匹配[8]。对此案例需要进行基因分型，更新患者记录，说明他正在使用 Daratumab 单抗，并需要 K 抗原匹配血液。

许多医院采取了积极主动的做法，在开始使用药物之前，对患者进行抗体筛查，以及扩展表型或红细胞基因分型。这有助于后续的抗体检测试验，也支持使用扩展的抗原匹配红细胞进行输血。可以将患者用药史提供给血库，以提醒工作人员以后进行检测。除非事先设置，这些信息通常不会提供给血库。还有其他正在使用中、或正在开发中的基于单克隆抗体的药物，其靶向抗原也存在于红细胞上，也会干扰血清学检测。因此有必要始终保持警惕，以监控这些药物对输血前检测的影响[9-12]。

案例 4：干细胞移植

一名 8 岁女孩在 26 个月前因白血病接受了干细胞移植。她的干细胞捐献者的血型为 O 型，她原来的血型为 A 型。由于移植过程中出现肾毒性，她患上终末期肾病，被列入接受肾移植的名单。在列入名单时必须准确报告她的血型。输血服务机构发现 ABO 定型不一致，因为她的红细胞为 O 型，但她的血清缺乏抗-A 或抗-B。为了确认植入的造血干细胞的血型，ABO 基因分型与血清学检测同时进行。外周血 DNA 检测结果显示患者是 O 等位基因纯合子（与移植供者的 ABO 血型一致），口腔（颊）拭子 DNA 检测结果显示为 A 和 O 等位基因杂合子（与她的原来血型一致）。

该患者作为 A 型被列在肾移植名单上，知悉未来肾排斥的风险也许来自可能产生的同种血凝集素,尽管考虑到之前的干细胞移植,这被认为是不可能的。

案例 5:Kidd 系统中的供者不一致

次要红细胞抗原(非 ABO/RhD)的基因分型在供者中心进行,使用美国食品药品管理局(FDA)许可的基因分型试验,以增加抗原阴性制品的库存。结果被传送到血液机构计算机系统(the blood establishment computer system,BECS 系统),一位供者之前血清学结果和新获得的 DNA 结果之间不一致,根据调查供者以前的记录为 Jk(a−b−),但 DNA 预测为 Jk(a+b−)。对此制品进行隔离,并获取样品(血袋管路片段和 EDTA 保留管)进行额外测试。

红细胞用抗-Jk^a 定型,反应非常弱。*JK* 基因测序发现样品为 c.130G>A(p.Glu44Lys)的纯合子,这是一个改变的 *JK* 等位基因(*JK*01W.01*),与 Jk^a 的弱表达相关[13]。供者的表型改为 Jk(a+^{w}),并注明 *JK* 基因型。

对于血清学鉴定的罕见血型,如 Jk(a−b−),本案例强调了基于单核苷酸多态性(SNP)的 DNA 试验对检测一个等位基因是否存在,以及基因测序来决定等位基因是否与弱(或沉默)抗原表达相关的价值。

案例 6:Kell 系统中的供者不一致

一例血清学/基因分型不一致的供者,与 Kell 血型系统有关。该供者以前的血清学调查为 K+k−,但基因分型预测为 K+k+。使用多种试剂证实目前供者红细胞是 k−细胞,*KEL* 测序发现内含子 8 的剪接位点突变为杂合子(c.924+1G>T),该突变与沉默等位基因 *KEL*02N.13* 相关,造成 k−表型。现在预测的表型与血清学一致。

这些供者的案例显示出不同的解决方案和结果。前一个案例(Kidd 系统)被确认具有一个弱抗原[Jk(a+^{w})],DNA 检测比血清学更准确;现在这个案例被确认具有沉默等位基因[*KEL*02N.13*,k−表型],血清学结果更准确。对此类不一致的调查,因血液中心而异。当无 DNA 基因测序条件而无法确认沉默等位基因时,一些血液中心可能会将样品转交给其他实验室。

由于新的等位基因仍在被发现,通过基于 DNA 的试验,可以识别不同人群中的变异等位基因,并帮助完善不同 DNA 试验方法的靶标。应考虑使用一种以上的试验方法来确认稀有供者样品。

案例 7:弱 D

医生为一名 G_1P_1(妊娠次数 1,产次 1),欧洲血统的女性申请 2 单位红细胞,该女性在医院分娩一名健康男婴后出现严重产后出血。入院时患者的血型确定为 A 型,Rh 阳性。然而护士注意到患者产前门诊的实验室结果为 Rh 阴性,由于担心"试管内错误血液"的差错,重新抽取血样。结果红细胞定型为 RhD 阳性(尽管明显弱于阳性对照)。由于这个不一致,为这位女性患者提供了 RhD 阴性血液。输血服务医学主任申请了 *RHD* 基因型检测,以确定该不一致的原因和 D 分型的结果。这一结果也将有助于在她将来可能妊娠时指导 Rh 免疫球蛋白(RhIG)的使用。

该患者被发现为 RHD 的弱 D3 型(*RHD*weak D type 3)，该等位基因与弱 D 抗原表达相关。这是 RhD 分型不一致的原因，因为某些方法通常检测不出 D 抗原，需要一个血清学弱 D 试验来检测。

特定的 *RHD* 等位基因，*RHD*weak D types 1、2、和 3 是常见的(尤其是欧洲血统的人)，这些等位基因纯合子或半合子的患者，没有产生具有临床意义的抗-D 的风险，因此他们可以被视为 RhD 阳性，不需要进行 RhIG 预防治疗[14]。由来自不同组织(AABB、美国血液中心、美国妇产科学会和武装部队血液项目)成员组成的工作组，提倡在弱 D 或 RHD 血清学分型不一致的孕妇中，使用 *RHD* 基因分型。此外，Kacker 等人发现，如果跟随患者的医疗就诊轨迹评估检测结果，那么这种方法的成本是适中的[15]。

案例 8：胎儿和新生儿溶血病

对一名 27 岁孕妇(G_1P_0)进行产前血型鉴定和抗体筛查，结果她是 O 型，Rh 阴性，抗-D 抗体滴度为 1/64。她被 RhD 致敏可能是由于她十几岁时车祸后输血所致。因此担心发生胎儿和新生儿溶血病(hemolytic disease of the fetus and newborn，HDFN)。父亲定型为 RhD 阳性。

没有血清学试验能够确定 RhD 阳性样品是单剂量，或是双剂量的 D 表达。因此 *RHD* 合子性基因分型可用于确定 *RHD* 基因拷贝数，并预测胎儿有 50% 或 100% 的机会为 RhD 阳性[16,17]。在本例中发现父亲为 *RHD* 纯合子，因此胎儿预测为 RhD 阳性，在整个妊娠期间必须密切监测胎儿贫血情况，并进行相应治疗。为了准确预测 RHD 合子性，应考虑可能导致 RHD 阴性表型的各种 *RHD* 等位基因(见第 5 章中的 RH 血型系统)[18]。在类似情况下，如果没有父系样品或 *RHD* 合子性测试，那么预测 RHD 阳性概率为 50%。可以采用羊膜细胞做 *RHD* 基因分型；或者作为一个选项，从母亲血浆中分离胎儿游离 DNA(cffDNA)，用于预测胎儿的 RhD 状态[19-21]。该技术有可能广泛应用于多种红细胞抗原(如 D、K 和 c)的检测，以改善 HDFN 的诊断和预防。血型无创检测的可用性因国家而异，目前在美国没有提供此检测。

案例 9：镰状细胞病的 Rh 变异体

一名 13 岁男性 SCD 患者正在准备输注红细胞，他的红细胞为 B 型、Rh 阳性，抗体筛查为阴性。他接受了 2 个单位与 C、E 和 K 匹配的红细胞，无意外发生。10 天后他因为感到疲劳回到诊所。实验室检测发现他的血红蛋白下降了 1g/dL，并且发现了一个新的抗-C 抗体，但是患者红细胞定型为 C+(以及 D+E-c+e+)。

在非洲血统的个体中，表达部分 C 及其他部分 Rh 抗原并不少见[22-25]。研究表明，尽管 Rh 和 K 匹配，并提供种族匹配的红细胞，但 SCD 患者仍有较高的同种致敏作用，某些抗体与输注红细胞存活率受损相关[24]。尽管目前 FDA 许可的红细胞基因分型平台可以预测部分 C，但它们不能提供 *RH* 基因型的全貌。该患者还需进行 *RHCE* 和 *RHD* 基因分型，因为他需要长期输血支持。

患者的 *RH* 基因型为 *RHD RHCE*ce*(R_0)和杂交的 *RHD*DIIIa-CE(4-7)-D RHCE*ceS*(r's)。该杂交 *RHD* 编码部分 C，并与同种抗-C 相关。患者因同种抗-C 而导致出现迟发性

溶血性输血反应。该杂交等位基因并不罕见,而且与同种抗-C 风险相关[24,25],一些 SCD治疗中心正在使用前瞻性的红细胞基因分型,预测患者是否携带部分 C,然后决定是否提供 C 阴性血液。

案例 10:抗-e 样抗体

一名 67 岁非裔美国女性因胸痛入院(血红蛋白/红细胞比容:9.0g/dL;27.2%)。医院检测发现了一个可能的抗-e 自身抗体,由于患者红细胞定型为 e+,故将样品提交给参比实验室。参比实验室发现她细胞的直接抗球蛋白试验(DAT)阴性,她的表型为:O 型;D+C-E-c+e+;K-;Fy(a-b-);Jk(a+b-)。技术人员注意到在即时离心时,D 比预期的弱。患者的血浆用一组谱细胞进行检测,发现与 R2R2 细胞(DcE/DcE)无反应;而用聚乙二醇(polyethylene glycol,PEG)和木瓜蛋白酶进行间接抗球蛋白试验(indirect antiglobulin test,IAT)时,发现与 R1R1(DCe/DCe)和 rr(ce/ce)细胞有(2+)的反应;自身对照为阴性,提示存在同种抗-e。同种吸附后未发现其他同种抗体。该样品被提交做基因分型,以获得常见的红细胞基因型。

使用 PreciseType HEA BeadChip 芯片检测,发现该样品是 1 个改变的 *RHCE*ce* 等位基因和 1 个常规等位基因的杂合子,预测为 C-E-c+e+V+VS+。由于患者红细胞定型为弱D+,具有同种抗-e,所以做进一步的 *RHCE* 和 *RHD* 基因分型。发现该患者有 2 个改变的*RHCE* 等位基因,*RHCE*ceAR* 和 *RHCE*ceEK*,两者均与部分 e 和 hr^S-表型相关。她也是一个改变的 RHD 等位基因 *RHD*DAR* 纯合子,与弱表达的部分 D 相关。根据 *RH* 基因型,患者存在同种抗-D、-C、-E、-c、-e、-hr^S 和-Hr 的风险,并且抗-e 被确认为同种抗体。

虽然患者不需要输血,但很难找到 *RH* 基因型匹配供者。根据抗体的类型(抗-hr^B 与抗-hr^S),可考虑 *RH* 等位基因匹配限制较少的,或使用 rr(D-C-E-c+e+)红细胞制品输注[26,27]。此外,可以考虑家庭成员(最好是兄弟姐妹)和自体输血,具体取决于患者的诊断和临床状态。当使用血亲成员的血液时,必须对其进行辐照。目前对大量供者做先进的*RH* 基因分型成本过高。除非没有,否则可以使用抗-hr^S(以及抗-hr^B)筛查供者,和/或使用半自动平台的红细胞基因分型,识别潜在的不常见基因型供者。它还可以识别具有罕见*RH* 基因型的供者,然后进一步确定其 RH 特征。

参 考 文 献

1. Ramsey G, Larson P. Loss of red cell antibodies over time. Transfusion 1988; 28:162-5.
2. Ramsey G, Smietana SJ. Long-term follow-up testing of red cell alloantibodies. Transfusion 1994;34:122-4.
3. Schonewille H, Haak HL, van Zijl AM. RBC antibody persistence. Transfusion 2000;40:1127-31.
4. Klein HG, Anstee DJ. Mollison's blood transfusion in clinical medicine. 11th ed. Oxford: Blackwell Science, 2005.
5. Engelfriet CP, Reesink HW. International forum: Prevention and diagnosis of haemolytic transfusion reactions. Vox Sang 2006;91:353-68.
6. Janssen announces DARZALEX (daratumumab) U.S. FDA approval for newly diagnosed patients with multiple myeloma who are transplant ineligible. Hor-

sham, PA: Janssen Global Services, 2018. [Available at https://www.janssen.com/janssen-announces-darzalex-daratumumab-us-fda-approval-newly-diagnosed-patients-multiple-myeloma-who (accessed August 11, 2019).]

7. Chapuy CI, Aguad MD, Nicholson RT, et al for the BEST Collaborative. International validation of a dithiothreitol (DTT)-based method to resolve the daratumumab interference with blood compatibility testing. Transfusion 2016;56 (12):2964-72.

8. Mitigating the anti-CD38 interference with serologic testing. Association bulletin #16-02. Bethesda, MD: AABB, 2016.

9. Velliquette RW, Aeschlimann J, Kirkegaard J, et al. Monoclonal anti-CD47 interference in red cell and platelet testing. Transfusion 2019;59(2):730-7.

10. Willingham SB, Volkmer JP, Gentles AJ. The CD47-signal regulatory protein alpha (SIRPa) interaction is a therapeutic target for human solid tumors. Proc Natl Acad Sci U S A 2012;109:6662-7.

11. Petrova PS, Viller NN, Wong M, et al. TTI-621 (SIRPalphaFc): A CD47-blocking innate immune checkpoint inhibitor with broad antitumor activity and minimal erythrocyte binding. Clin Cancer Res 2017;23:1068-79.

12. Liu J, Wang L, Zhao F, et al. Pre-clinical development of a humanized anti-CD47 antibody with anti-cancer therapeutic potential. PLoS One 2015;10: e0137345.

13. Wester ES, Storry JR, Olsson ML. Characterization of Jk(a+(weak)): A new blood group phenotype associated with an altered JK*01 allele. Transfusion 2011; 51(2):380-92.

14. Sandler SG, Flegel WA, Westhoff CM, et al. It's time to phase in RHD genotyping for patients with a serologic weak D phenotype. Transfusion 2015;55(3): 680-9.

15. Kacker S, Vassallo R, Keller M, et al. Financial implications of RHD genotyping of pregnant women with a serologic weak D phenotype. Transfusion 2015; 55(9):2095-103.

16. Perco P, Shao CP, Mayr WR, et al. Testing for the D zygosity with three different methods revealed altered Rhesus boxes and a new weak D type. Transfusion 2003;43(3):335-9.

17. Wagner FF, Frohmajer A, Ladewig B, et al. Weak D alleles express distinct phenotypes. Blood 2000;95:2699-708.

18. Grootkerk-Tax MG, Maaskant-van Wijk PA, van Drunen J, van der Schoot CE. The highly variable RH locus in nonwhite persons hampers RHD zygosity determination but yields more insight into RH-related evolutionary events. Transfusion 2005;45(3):327-37.

19. Finning KM, Martin PG, Soothill PW, Avent ND. Prediction of fetal D status from maternal plasma: Introduction of a new noninvasive fetal RHD genotyping service. Transfusion 2002;42(8):1079-85.

20. Bills VL, Soothill PW. Fetal blood grouping using cell free DNA - an improved service for RhD negative pregnant women. Transfus Apher Sci 2014;50:148-53.

21. Clausen FB, Steffensen R, Christiansen M, et al. Routine noninvasive prenatal screening for fetal RHD in plasma of RhD-negative pregnant women-2 years of screening experience from Denmark. Prenat Diagn 2014;34:1000-5.

22. Hemker MB, Ligthart PC, Berger L, et al. DAR, a new RhD variant involving exons 4, 5, and 7, often in linkage with ceAR, a new Rhce variant frequently found in African blacks. Blood 1999;94:4337-42.

23. Prisco A, Guilhem Muniz J, de Paula Vendrame TA, et al. RHCE variants inherited with altered RHD alleles in Brazilian blood donors. Transfus Med 2016;26 (4):285-90.

24. Chou S, Jackson T, Vege S, et al. High prevalence of red blood cell alloimmuni-zation in sickle cell disease despite transfusion from Rh-matched minority donors. Blood 2013;122(6):1062-71.

25. Tournamille C, Meunier-Costes N, Costes B, et al. Partial C antigen in sickle cell disease patients: Clinical relevance and prevention of alloimmunization. Transfu-sion 2010;50(1):13-19.

26. Chou ST, Evans P, Vege S, et al. RH genotype matching for transfusion support in sickle cell disease. Blood 2018;132(11);1198-207.

27. Hendrickson JE, Tormey CA. Rhesus pieces: Genotype matching of RBCs. Blood 2018;132(11);1091-3.

第8章

结论与展望

作者希望这本介绍性的书籍所提供的信息,能让分子免疫血液学的世界成为焦点。目的是扩大读者对目前临床环境中使用的红细胞基因分型试验的理解,包括其优点和局限性,并展示分子检测和经典血清学的互补性。预计这些信息将有助于实验室的技术人员、主管和医生评估受益于分子检测的案例,以及帮助他们评估选择分析方法、解释结果,并理解结果不一致的原因。考虑到红细胞基因分型的普遍性,及其对参比实验室的可及性,这些能力从未如此重要。

第1节　生物信息学进展

尽管《导论》涵盖了一些商品血型基因分型试剂盒和实验室开发的试验,但分子技术已经进步并在继续发展,超过了这些"传统"方法,并被应用于分子诊断和输血医学。研究人员已经使用大规模平行测序(massively parallel sequencing,MPS),也称为下一代测序(next-generation sequencing,NGS),使用全基因组和外显子组方法准确预测一个人的红细胞(和血小板)血型[1-6]。此外,已经开发了一种高密度阵列,针对 >800 000 个单核苷酸多态性(SNP)和插入/缺失(indels)标记,包括与血型抗原相关的标记。比较 >95 000 个基因型和血清学分型结果,其一致性 >99.9%[7]。由于产生了如此大量的数据("大数据"),几乎不可能手工解析,因此生物信息学家设计了软件算法,将原始数据转换为血型表型,在协助输血医学领域整合这些进展发挥着至关重要的作用。

可以预见,这些高通量技术将被广泛地用于需要输血的患者,并且可能首先用于特定的患者群体,比如慢性病或需要长期接受输血支持的患者(如镰状细胞病患者)。然而似乎大多数人可能会因为其他原因,如检测遗传性疾病,甚至认定祖先,而对他们的整个基因组或外显子组进行测序。也可以从现有数据中提取血型抗原图谱以指导输血实践,不必重新测试红细胞基因型。不幸的是,尽管血型基因分型已变得司空见惯,但是计算机系统并没有跟上步伐,而且没有一个通用的电子系统来维护患者和供者的记录和结果,这类基因分型记录可能会"丢失",并导致不必要的重复检测。

第2节　需要克服的障碍

其他问题也源于这样一个事实,即大多数机构无法以电子方式将基因型结果转移到患者和供者的记录中。相反,这些数据被手工输入现有的计算机系统,容易出现笔误(就像血清学一样)。在计算机处理基因型结果没有任何标准化的情况下,许多机构还被要求寻找内部解决方案和制订内部政策。这些挑战阻碍了血型基因分型的广泛实施,随着 NGS 和高密度阵列的出现,解决这些问题尤为重要。

应该注意的是,对于 NGS,有一个因素是不断发现对抗原表达和同种免疫风险具有未知影响的新标志物。同步的血清学试验,对于理解基因突变对表型的影响,以及根据需要改进软件算法至关重要。

最后,免疫血液学领域是独特的,有着深厚的历史渊源和知识体系。全球有一个惊人的技术专家和科学家群体,他们的目标是理解血型,最终减少甚至预防同种免疫作用。随着输血医学中血型基因分型的进展和分子检测的增加,作者强烈认为仍需要熟练的免疫血液学家从事复杂的血清学检测。这些专业人员将与接受过分子生物学和生物信息学培训的人员(或自己接受培训)一起工作,以解释数据、评估临床影响和新的分子改变,为输血提供最安全、最精确的血液成分以支持对患者的护理。

参 考 文 献

1. Stabentheiner S, Danzer M, Niklas N, et al. Over-coming methodical limits of standard RHD genotyping by next-generation sequencing. Vox Sang 2011; 100:381-8.
2. Rieneck K, Bak M, Jonson L, et al. Next-generation sequencing: Proof of concept for antenatal prediction of the fetal Kell blood group phenotype from cell-free fetal DNA in maternal plasma. Transfusion 2013;53:2892-8.
3. Lane WJ, Westhoff CM, Uy JM, et al. Comprehensive red blood cell and platelet antigen prediction from whole genome sequencing: Proof of principle. Transfusion 2016;56:743-54.
4. Fichou Y, Mariez M, Le MC, et al. The experience of extended blood group genotyping by next-generation sequencing (NGS): Investigation of patients with sickle-cell disease. Vox Sang 2016;111:418-24.
5. Chou ST, Flanagan JM, Vege S, et al. Whole-exome sequencing for RH genotyping and alloimmunization risk in children with sickle cell anemia. Blood Adv 2017;1:1414-22.
6. Schoeman EM, Lopez GH, McGowan EC, et al. Evaluation of targeted exome sequencing for 28 protein-based blood group systems, including the homologous gene systems, for blood group genotyping. Transfusion 2017;57:1078-88.
7. Gleadall N. Donor characterisation: A novel platform for comprehensive genotyping, results from a largescale study. Vox Sang 2019;114(S1):25.

附录 1

氨基酸和终止密码子的标准缩写

Amino Acid	氨基酸	3 字母代码	1 字母代码
Alanine	丙氨酸	Ala	A
Arginine	精氨酸	Arg	R
Asparagine	天冬酰胺	Asn	N
Aspartic acid	天冬氨酸	Asp	D
Cysteine	半胱氨酸	Cys	C
Glutamic acid	谷氨酸	Glu	E
Glutamine	谷氨酰胺	Gln	Q
Glycine	甘氨酸	Gly	G
Histidine	组氨酸	His	H
Isoleucine	异亮氨酸	Ile	I
Leucine	亮氨酸	Leu	L
Lysine	赖氨酸	Lys	K
Methionine	甲硫氨酸（蛋氨酸）	Met	M
Phenylalanine	苯丙氨酸	Phe	F
Proline	脯氨酸	Pro	P
Serine	丝氨酸	Ser	S
Threonine	苏氨酸	Thr	T
Tryptophan	色氨酸	Trp	W
Tyrosine	酪氨酸	Tyr	Y
Valine	缬氨酸	Val	V
Termination or stop codon	终止密码子	Ter	X

附录 2

血型基因信息

系统编号	系统符号	基因名称	Entrez 基因 ID	基因组序列	染色体位置	外显子数	参考等位基因
1	ABO	*ABO*	28	NG_006669.1	9q34.2	7	*ABO*A1.01*
2	MNS	*GYPA*	2993	NG_007470.3	4q31.21	7	*GYPA*01*
		GYPB	2994	NG_007483.2		5 + 1ψ	*GYPB*04*
		GYPE	2996	NG_009173.1		4 + 2ψ	*NA*
4	RHD	*RHD*	6007	NG_007494	1p36.11	10	*RHD*01*
	RHCE	*RHCE*	6006	NG_009208		10	*RHCE*ce,RHCE*Ce* *RHCE*cE,RHCE*CE*
5	LU	*BCAM*	4059	NG_007480.1	19q13.32	15	*LU*02*
6	KEL	*KEL*	3792	NG_007492.1	7q34	19	*KEL*02*
8	FY	*ACKR1*	2532	NG_011626.2	1q23.2	2	*FY*02*
9	JK	*SLC14A1*	6563	NG_011775.4	18q12.3	10	*JK*01*
10	DI	*DI*	6521	NG_007498.1	17q21.31	20	*DI*02*
11	YT	*YT/ACHE*	43	NG_007474.2	7q22.1	6	*YT*01*
13	SC	*ERMAP*	114625	NG_008749.1	1p34.2	11	*SC*01*
14	DO	*ART4*	420	NG_007477.1	12p12.3	3	*DO*A*
15	CO	*AQP1/CO*	358	NG_007475.1	7p14.3	4	*CO*01*
16	LW	*LW/ICAM-4*	3386	NG_007728.1	19p13.2	3	*LW*05*
18	H	*FUT1*	2523	NG_007510.1	19q13.33	4	*FUT*01*
19	XK	*XK*	7504	NG_007473.2	Xp21.1	3	*XK*01*
30	RHAG	*RHAG*	6005	NG_011704.1	6p12.3	10	*RHAG*01*
34	VEL	*SMIM1*	388588	NG_033869.1	1p36.32	4	*VEL*01*
NA*		*KLF1*	10661	NG_013087.1	19p13.13	3	*KLF*01*
NA*		*GATA1*	2623	NG_008846.2	Xp11.23	6	*GATA*01*

* 尽管 *KLF1* 和 *GATA1* 不编码血型抗原,但这些基因的变化会影响几个系统,尤其是 Lutheran 系统。有关详细信息,请参阅正文。NA= 不适用。

附录 3

由 PreciseType HEA、ID CORE XT 和 Agena DQS 检测的靶标

系统	等位基因	表型/抗原	外显子	核苷酸变化	预测氨基酸变化	Precise-Type HEA	ID Core XT	Agena DQS
MNS: GYPA	GYPA*01 或 GYPA*M	M+			参考等位基因			
	GYPA*02 或 GYPA*N	MNS:2 或 N+	2	c.72T>G	p.Gly24Glu			X
			2	c.59C>T	p.Ser20Leu	X	X	X
		Mi(a+)		杂交 GYP			X	
MNS: GYPB	GYPB*04 或 GYPB*s	s+			参考等位基因			
	GYPB*03 或 GYPB*S	MNS:3 或 S+	4	c.143C>T	p.Thr48Met	X	X	X
	GYPB*01N	MNS:−3,−4,−5 或 S−s−U−	Del GYPB 外显子 2-5；GYPE外显子1	GPB 缺失			见正文	
	GYPB*03N.01 或 GYPB*NY	MNS:−3,w5 或 S−U+ᵂ	4	c.143C>T	p.Thr48Met	X	X	X
			5	c.208G>T	p.Val70Leu			X
			5	c.230C>T	p.Thr77Met 选择性剪接	X	X	X
			5	251C>G	Thr84Ser			X
	GYPB*03N.03 或 GYPB*P2	MNS:−3,w5 或 S−U+ᵂ	4	c.143C>T	p.Thr48Met	X	X	X
			内含子 5	c.270+5G>T	选择性剪接	X	X	X
Rh								
		参见 Rh 系统	1	c.48G>C	p.Trp16Cys			X
			1	c.106G>A	p.Ala36Thr			X
			1	c.122A>G	p.Gln41Arg		X	X

系统	等位基因	表型/抗原	外显子	核苷酸变化	预测氨基酸变化	Precise-Type HEA	ID Core XT	Agena DQS
			2	c.307C>T	p.Pro103Ser	X	X	X
			内含子 2	c.335+3039ins109		X	X	X
			5	c.676G>C	p.Ala226Pro	X	X	X
			5	c.697C>G	p.Gln233Glu			X
			5	c.712A>G	p.Met238Val		X	X
			5	c.733C>G	p.Leu245Val	X	X	X
			7	c.1006G>T	p.Gly336Cys	X	X	X
				RHD*DIIIa-CE(4-7)-D			X	
Lutheran	*LU*02 或 LU*B*	Lu(b+)		参考等位基因				
	LU*01 或 LU*A	Lu(a+)	3	c.230G>A	p.Arg77His	X	X	X
Kell	*KEL*02*	k+Kp(b+)Js(b+)		见注解	参考等位基因			
	KEL*01.01	K+	6	c.578C>T	p.Thr193Met	X	X	X
	KEL*02.03	Kp(a+)	8	c.841C>T	p.Arg281Trp	X	X	X
	KEL*02.06	Js(a+)	17	c.1790T>C	p.Leu597Pro	X	X	X
Duffy	*FY*02 或 FY*B*	Fy(b+)		参考等位基因				
	FY*01 或 FY*A	FY:1 或 Fy(a+)	2	c.125A>G	p.Asp42Gly	X	X	X
	FY*02N.01	Fy(a–b–) 仅限红系细胞	启动子	c.–67T>C	p.0	X	X	X
	FY*02W.01	Fy(b+^{w}) or Fy^x	2	c.265C>T	p.Arg89Cys	X	X	X
Kidd	*JK*01 或 JK*A*	*Jk(a+)*		参考等位基因				
	JK*02 或 JK*B	Jk(b+)	8	c.838G>A	p.Asp280Asn	X	X	X
	JK*02N.01	Jk(a–b–)Jk:–3	内含子 4	c.342-1G>A	p.Arg114_Thr 156del；选择性剪接		X	
	JK*02N.06	Jk(a–b–)Jk:–3	8	c.871T>C	p.Ser291Pro		X	
Diego	*DI*02 或 DI*B*	Di(b+)		参考等位基因				
	DI*01 或 DI*A	Di(a+)	19	c.2561C>T	p.Pro854Leu	X	X	X
YT	*YT*01 或 YT*A*	Yt(a+)		参考等位基因				
	YT*02 或 YT*B	Yt(b+)	2	c.1057C>A	p.His353Asn		X	X

续表

系统	等位基因	表型/抗原	外显子	核苷酸变化	预测氨基酸变化	Precise-Type HEA	ID Core XT	Agena DQS
Scianna	SC*01	SC:1 或 Sc1+			参考等位基因			
	SC*02	SC:2 或 Sc2+	4	c.169G>A	p.Gly57Arg	X		X
Dombrock	DO*01 或 DO*A	Do(a+)			参考等位基因			
	DO*02 或 DO*B	Do(b+)	2	c.793A>G	p.Asn265Asp	X	X	X
	DO*02.−04	Hy−	2	c.323G>T	p.Gly108Val	X	X	X
	DO*01.−05	Jo(a−)	2	c.350C>T	p.Thr117Ile	X	X	X
Colton	CO*01.01 或 CO*A	Co(a+)			参考等位基因			
	CO*02 或 CO*B	Co(b+)	1	c.134C>T	p.Ala45Val	X	X	X
LW	LW*05 或 LW*A	LW(a+)			参考等位基因			
	LW*07 或 LW*B	LW(b+)	1	c.299A>G	p.Gln100Arg	X		X

注:核苷酸 #1 是翻译/起始密码子的第 1 个核苷酸,在早期报告给出位置的下游 120bp。HEA BeadChip(Immucor)报告使用了旧的数字,因此如果查看 ISBT 等位基因表,它将比实际位置高 120bp。

第二篇
红细胞、血小板和中性粒细胞抗原的分子检测标准

Standards for Molecular Testing
for Red Cell, Platelet, and
Neutrophil Antigens
第 5 版

生效日期:2020 年 10 月 1 日

AABB
4550 Montgomery Avenue
Suite 700, North Tower
Bethesda, Maryland 20814-3304
United States of America

ISBN NO. 978-1-56395-401-6

目　　录

引 言

标准制定委员会（Standards Program Committee,SPC）和分子检测标准委员会（Molecular Testing Standards Committee,MT SC）很高兴地向您介绍第 5 版《红细胞、血小板和中性粒细胞抗原的分子检测标准》（以下简称《MT 标准》）。

SPC 是一个综合委员会,其主要职责是监管所有 AABB 标准的创建、制定和修改,以确保 AABB 标准制定的协调性和一致性。SPC 由一名委员会主席、标准解释委员会主席以及 8 个专业项目的主席组成。

MT SC 的组成包括来自分子检测领域的一名主席和若干委员（包括医学技术专家、实验室主任、医学和实验室专业人员以及质量专家）、来自其他 AABB 委员会和工作组（包括相关认证委员会）的联络人、其他组织代表,还有一位伦理学家。MT SC 以 2 年为修订周期召开会议,并经常召开电话会议讨论对《MT 标准》各版本的修订请求以及标准解释请求。

本文件的总体原则是通过提供基于现有科学信息的标准来指导血型分子检测,同时注重对受者和供者的宣传鼓励和最佳护理。《MT 标准》的宗旨是简单、清晰和实用。《MT 标准》的使用应有助于制订和维护政策、过程和程序,从而达到安全有效的输血和移植,以及为血库和输血服务人员提供安全的工作环境。

《MT 标准》代表了一个专门从事分子检测的实验室运行应达到的最低要求。MT 实验室主任应拥有该领域的专业知识,而且希望有更严格的要求。DNA 资源不是所有项目的强制性资源,而是进行分子检测实验室的项目所必须。由于潜在的伦理问题,以及地方和州法律可能将红细胞、血小板和中性粒细胞检测看作为基因检测,因此敦促 MT 实验室获得与检测相关的法律顾问。

此外,SPC 明确区分标准和指南。《MT 标准》中所包含的要求,必须由认可的 AABB 机构执行。这些要求是强制性的,使用单词"应"（shall）表示。《MT 标准》指导放置在 AABB 标准门户网站以及印刷出版物《红细胞、血小板和中性粒细胞抗原的分子检测标准指南》第 5 版中。指导旨在澄清"要求"和"建议"之间的差别。指导的目的是为标准提供理论依据或提供如何实施标准的示例。除指导外,MT SC 还为第 5 版《MT 标准》的重大变更提供了依据,该版本也放置在标准门户网站中,可在 AABB 网站上访问。

MT SC 已经发布了一份文件,对评论期内收到的评论做出了非正式回应,解释 MT SC 采纳或不采纳建议的原因。该文件可在 AABB 网站上找到。

我谨代表我的委员会成员表示,我们很高兴成为专门小组的一员,编写了第 5 版《红细胞、血小板和中性粒细胞抗原的分子检测标准》。我们将《MT 标准》的命名与人类基因组变异学会术语以及核苷酸命名法相互协调,开拓了一个新领域。分子检测结果不再被视为"预测表型",而更确切的是指定红细胞、血小板和中性粒细胞抗原。

最后,对于考虑认证的实验室有个好消息,全球范围的 DNA 存储库使获得满足《MT 标准》所需要的参考品更为容易。这些资源包括食品药品管理局存储库,相关免费信息可从 J Mol Diagn 2019;21:525-37 获得。希望《MT 标准》能成为输血医学中提高检测广度和质量的一个指南。

Gregory Denomme,PhD,FCSMLS(D)

分子检测标准委员会主席

说　明

　　《红细胞、血小板和中性粒细胞抗原的分子检测标准》(以下简称《MT 标准》)由分子检测标准委员会(MT SC)和 AABB 标准制定委员会所制定。《MT 标准》的目的是提供使用分子方法预测红细胞、血小板和中性粒细胞血型抗原的设施要求、质量体系要求、操作标准及识别编码这些抗原的目标核苷酸所需要的详细清单。

　　以下一些常见问题有助于读者更好地理解第 5 版《MT 标准》。

　　这个版本什么时候生效?

　　本版本的生效日期为 2020 年 10 月 1 日。

　　文件中的标准是要求还是建议?

　　《MT 标准》包含 AABB 认证的分子检测实验室实施的要求。在对要求的陈述中使用词汇"应"(shall),表示该要求是强制性的,未能满足该要求将构成 AABB 认证计划中的不符合。在极少数例子中使用词汇"可能"(may),使用"可能"的陈述不是要求。

　　《MT 标准》与其他法律法规有何关联?

　　《MT 标准》是根据良好医疗规范以及现有的科学和循证数据制定的。世界任何地方的分子检测实验室都可以遵循《MT 标准》中的要求,但这些要求并不优先于联邦、州和/或地方的法律法规。认证机构必须遵守已颁布的《MT 标准》,以确保 AABB 的认证持续有效。尽管此处大多数标准旨在与适用法律和要求保持一致,但不能保证遵守《MT 标准》的同时将遵守所有适用法律和要求。《MT 标准》无意替代法律咨询,其内容不用于法律目的。因此,读者必须自行决定如何确保遵守所有适用法律和要求,包括咨询熟悉这些问题的法律顾问。

　　《MT 标准》是否要求遵守当地的法律法规?

　　是的。在许多标准中,MT SC 选择使用术语"特定要求"。术语表中对该短语的定义包括设施运行可能的任何适用要求。这些可能包括但不限于联邦法规、客户协议、实践标准、设备预期用途说明或认证机构的要求。

　　钢笔符号(✐)是什么意思?

　　当钢笔符号位于标准之前时,用户必须维护该活动的记录以符合标准。读者应参考第 6 章末尾的参考标准,以确定该记录必须包含的内容以及所需的记录保留时间。

　　有哪些其他工具可帮助我实施《MT 标准》?

　　还有其他一些资源可以帮助用户。本出版物还包括:

- 词汇表,反映在这些标准的上下文中特定单词或短语的用法。
- 交叉引用,本版《MT 标准》与前一版《MT 标准》中的引用条目。

　　此外,本版用户还可能需要:

- 访问 AABB 网站,获取详细说明此版本重大更改的文档。文件标题为"第 5 版的重大变更"。

- 遵循 AABB 标准门户网站或印刷出版物第 5 版《MT 标准》指南。该指南为本版《MT 标准》的重大变更提供了依据,并就如何满足某些标准提供了建议。

- 联系标准部门(standards@aabb.org)请求解释或提交差异请求。与标准的差异只对收到的《MT 标准》版本有效。差异申请表可在 AABB 网站上找到。对之前批准的差异请求的延续,必须在生效日期之前提交。

第1章

组 织

1.0 组织

进行分子检测的实验室(以下简称实验室)应有一个明确定义的构架,并记录负责提供分子检测结果报告和服务的各方,以及负责关键质量职能人员之间的关系。

1.1 行政管理

实验室应有明确的执行管理团队。执行管理层应具备:
1) 实验室运行的责任和权限。
2) 建立或更改实验室质量体系的权力。
3) 遵守《MT 标准》和适用的法律法规的责任。
4) 对质量体系评审的参与。
5) 确定实验室客户及其对检测和服务的需求与期望的过程。

1.1.1 实验室主任的职责

实验室应配备一名主任,该主任应拥有医学、生物学、临床实验室科学或遗传学博士学位,并在分子检测方面拥有至少 2 年的相关培训或经验。实验室主任应对所有政策、过程和程序负有责任和权限。实验室主任可将这些职责委托给其他合格人员,但是实验室主任应保留实验室主任职责的最终责任。

1.1.2 实验室主管的职责

实验室应有一名经过培训或拥有经验的合格主管。主管应负责分子检测的技术方面。

1.1.2.1 主管应拥有至少 2 年分子检测相关经验和以下资格之一:

1) 美国病理学委员会或非美国同等组织或机构颁发的血库/输血医学或分子遗传病理学医疗许可证和认证。

2) 美国临床病理学会(American Society for Clinical Pathology,ASCP)的血库专家(Specialist in Blood Banking,SBB)认证,美国组织相容性和免疫遗传学委员会(American Board of Histocompatibility and Immunogenetics,ABHI)认证的组织相容性专家(Certified Histocompatibility Specialist,CHS),ASCP 的分子生物学(Molecular Biology,MB)认证,或由颁发同等证书的组织或机构颁发的证书。

3）相关领域的高级科学学位。

1.1.2.1.1　当个人不符合标准 1.1.2.1 中规定的要求时，分子检测认证委员会应根据具体情况考虑例外。

1.2　质量体系

应定义、记录、实施和维护质量体系。所有人员应接受其应用方面的培训。

1.2.1　质量代表

质量体系应由指定人员监督，并向执行管理层报告。

1.2.2　管理评审

管理层应通过定期的管理评审来评估质量体系的有效性。

1.3　政策、过程和程序

应制订和实施质量和运行的政策、过程和程序，以确保满足这些《MT 标准》的要求。所有此类政策、过程和程序均应采用书面形式或以电子方式记录，并应予以遵守。

1.3.1　任何政策、过程和程序因临床要求而出现的例外情况都需要实验室主任的说明和预先批准。第 7 章"偏离和不符合"适用。

1.4　运行连续性

执行管理层应确保全部设施拥有相应的政策、过程和程序，以解决可能导致运行风险的潜在事件，实现运行的连续性。

1.5　人事变动

实验室应在任命后 30 天内将实验室主任的所有初始任命和变更告知 AABB。

1.6　实验室状态变化

实验室应在实验室停止或恢复所有现场检测之日起 30 天内通知 AABB。

1.7　应急准备

实验室应制订应急操作政策、过程和程序，以应对内部和外部灾害的影响。

1.7.1　应急管理计划，包括应急通信系统，应按规定的时间间隔进行调试。

1.8　关切问题传递

实验室应有一个过程,供个人匿名传递有关质量或安全的问题。员工有权选择将此类问题告知其设施的执行管理层,AABB 或两者。AABB 的联系信息应随时提供给所有人员。标准条款 6.1.5 和 9.1 适用。

第2章

资　源

2.0　资源

实验室应制订政策、过程和程序,以确保提供足够的资源来执行、验证和管理实验室内的所有活动。

2.1　人力资源

实验室应有一个过程,以确保雇佣足够数量的合格人员(通过教育、培训和/或经验)。应维持当前的职务描述,并应为每个工作岗位定义适当的资格。

2.1.1　资格

执行关键任务的人员应根据适当的教育、培训和/或经验获得资格。

2.1.2　培训

实验室应拥有确定培训需求的过程,并应为执行关键任务的所有人员提供培训。

2.1.3　能力

应按规定的时间间隔对工作能力的持续性进行评估。[联邦法规 42CFR493.1235 和 42CFR493.1451(b)、(8)、(9)]*

2.1.3.1　当能力未得到证明时,应采取措施。

2.1.4　继续教育

执行和/或审查由标准 5.3 和 5.4 规定的特定检测方法的员工,应每 2 年参加至少 24 小时的相关继续教育。实验室主任应确定这些人员的继续教育。

2.1.5　人事记录

应保存每位员工的人事记录。

---

*　译者注:《联邦法规》(Code of Federal Regulations,CFR)是美国官方法律印刷出版物,包含联邦政府各部门和机构在《联邦公报》(Federal Register)中发布的一般和永久性规则的编纂。

✐2.1.5.1　对有权执行或审查关键过程的人员,应保留姓名、签名、姓名首字母或识别码记录,以及雇佣日期。

2.2　DNA 资源

实验室应使用先前鉴定的 DNA 样品来验证报告中的检验。先前鉴定的样品包含实验室报告的变异体应可供使用,详细描述见参考标准 2.2A 红细胞最低限度 DNA 资源、参考标准 2.2B 血小板最低限度 DNA 资源、参考标准 2.2C 中性粒细胞最低限度 DNA 资源。

2.2.1　先前鉴定的样品应通过可用的血清学和/或分子方法进行检测,并保持一致。

参考标准 2.2A　红细胞最低限度 DNA 资源 *

ISBT 名称 系统编号	基因 †/转录本 GenBank 号	HGVS	核苷酸	抗原
ABO 001	ABO NM_020469.2	ABO:c.261delG	261 del G	A/B
		ABO:c.526C>G	526C/G	
		ABO:c.703G>A	703G/A	
		ABO:c.796C>A	796C/A	
		ABO:c.802G>A	802G/A	
		ABO:c.803G>C	803G/C	
		ABO:c.930G>A	930G/A	
MNS 002	GYPA NM_002099.5	GYPA:c.59C>T	59C/T	M/N
		GYPA:c.71G>A	71G/A	
		GYPA:c.72T>G	72T/G	
	GYPB NM_002100.5	GYPB:c.143T>C	143T/C	S/s
		GYPB:c.230C>T	230C/T	U^{var}
		GYPB:c.270+5G>T	Intron 5+5g/t	
RH 004	RHD NM_016124.4		Exon 4± 和 7±	D(存在)
			8 C/G	D weak
			809 T/G	变异体
			1154 G/C	
			CNV 0/1/2	D(合子性)
	RHDψ	RHD:c.487-20_504dup 或 RHD:c.807T>G	37bp insert in exon 4 或 RHD:c.807T>G	
	RHCE NM_020485.5		intron 2 109bp insertion	C/c
		RHCE:307T>C	307T/C	
		RHCE:c.676C>G	676C/G	E/e
		RHCE:c.122A>G	122A/G	C^W
		RHCE:c.106G>A	106G/A	C^X
		RHCE:c.733C>G	733C/G	V/VS
		RHCE:c.1006G>T	1006G/T	V

续表

ISBT 名称 系统编号	基因†/转录本 GenBank 号	HGVS	核苷酸	抗原
LU 005	*LU* NM_005581.4	BCAM：c.230A>G	230A/G	Lu^a/Lu^b
KEL 006	*KEL* NM_000420.2	KEL：c.578T>C	578T/C	K/k
		KEL：c.841T>C	841T/C	Kp^a/Kp^b
		KEL：c.1790C>T	1790C/T	Js^a/Js^b
FY 008	*FY* NM_002036.4	ACKR1：c.125G>A	125G/A	Fy^a/Fy^b
		ACKR1：c.-67T>C	-67t/c（GATA）	
		ACKR1：c.265C>T		
JK 009	*JK* NM_015865.7	SLC14A1：c.838G>A	838G/A	Jk^a/Jk^b
DI 010	*DI* NM_000342.3	SLC4A1：c.2561T>C	2561T/C	Di^a/Di^b
YT 011	*YT* NM_001302621.1	ACHE：c.1057C>A	1057C/A	Yt^a/Yt^b
SC 013	*SC* NM_001017922.1	ERMAP：c.169G>A	169G/A	Sc1/Sc2
DO 014	*DO* NM_021071.2	ART4：c.793A>G	793A/G	Do^a/Do^b
		ART4：c.323G>T	323G/T	Hy
		ART4：c.350C>T	350C/T	Jo^a
CO 015	*CO* NM_198098.2	AQP1：c.134C>T	134C/T	Co^a/Co^b
LW 016	*LW* NM_001544.4	ICAM4：c.299A>G	299A/G	LW^a/LW^b
CROM 021	CR NM_000574.3	CD55：c.679G>C	679G/C	Cr^a
KN 022	*KN* NM_000573.3	CR1：c.4681G>A	4681G/A	Kn^a/Kn^b
		CR1：c.4768A>G	4768A/G	McC^a/McC^b
		CR1：c.4801A>G	4801A/G	Sl：1，2，3
		CR1：c.4843A>G	4843A/G	KCAM
		CR1：c.4223C>T	4223C/T	Yk^a
IN 023	*IN* NM_001001391.1	CD44：c.137C>G	137C/G	In^a/In^b
OK 024	*OK* NM_198589.2	BSG：c.274G>A	274G/A	Ok^a
VEL 034	*VEL* NM_001163724.2	SMIM1：c.64_80delAGC CTAGGGGCTGTGTC	17bp del in exon 3	Vel-

* 此表是分子检测实验室在检测特定系统时获得认证的最低要求，并非详尽无遗。

† ISBT 名称取自 https://onlinelibrary.wiley.com/doi/pdf/10.1111/j.1537-2995.2007.01319.x.

ISBT，国际输血协会；HGVS，人类基因组变异学会。

参考标准 2.2B　血小板最低限度 DNA 资源 *

ISBT 名称	基因/转录本 GenBank 号	HGVS	核苷酸	抗原
HPA-1	*ITGB3* NM_000212	ITGB3：c.176T>C	176T/C	HPA-1a/1b
HPA-2	*GP1BA* NM_000173	GP1BA：c.482C>T	482C/T	HPA-2a/2b
HPA-3	*ITGA2B* NM_000419	ITGA2B：c.2621T>G	2621T/G	HPA-3a/3b
HPA-4	*ITGB3* NM_000212	ITGB3：c.506G>A	506G/A	HPA-4a/4b
HPA-5	*ITGA2* NM_002203	ITGA2：c.1600G>A	1600G/A	HPA-5a/5b
HPA-15	*CD109* NM_133493	CD109：c.2108C>A	2108C/A	HPA-15a/15b

* 此表是分子检测实验室在检测特定系统时获得认证的最低要求,并非详尽无遗。
ISBT,国际输血协会;HGVS,人类基因组变异学会。

参考标准 2.2C　中性粒细胞最低限度 DNA 资源 *

ISBT 名称	基因/转录本 GenBank 号	HGVS	核苷酸	抗原
HNA-1	*FCGR3B* NM_000570.4	FCGR3B：c.108G>C FCGR3B：c.114C>T FCGR3B：c.194A>G FCGR3B：c.233C>A FCGR3B：c.244G>A FCGR3B：c.316G>A	108G/C 114C/T 194A/G 233C/A 244G/A 316G/A	HNA-1a/1b/1c
HNA-2	*CD177* NM_020406	CD177：c.787A>T CD177：c.1291G>A	787A/T 1291G/A	HNA-2
HNA-3	*SLC44A2* NM_001145056	SLC44A2：c.455G>A	455G/A	HNA-3a/3b
HNA-4	*ITGAM* NM_000632	ITGAM：c.230G>A	230G/A	HNA-4a/4b
HNA-5	*ITGAL* NM_002209	ITGAL：c.2372G>C	2372G/C	HNA-5a/5b

* 此表是分子检测实验室在检测特定系统时获得认证的最低要求,并非详尽无遗。
ISBT,国际输血协会;HGVS,人类基因组变异学会。

第3章

设　备

3.0　设备

实验室应确定对提供产品和服务至关重要的设备。实验室应制订政策、过程和程序，以确保设备的校准、维护和监测符合《MT 标准》和其他规定要求。

3.1　设备的选择

实验室应拥有确定设备选择标准的过程。

3.2　设备的鉴定

所有设备应符合其预期用途。

3.2.1　安装鉴定

设备应按照制造商的规范进行安装。

3.2.2　操作鉴定

在实际使用前,应对每件设备和信息系统的每个组件的功能进行验证,并应符合制造商的操作规范。

3.2.3　性能鉴定

实验室应证明设备的性能符合预期用途。
3.2.3.1　应满足制造商制订的性能规范。

3.3　设备的唯一标识

实验室应确定关键设备。

3.3.1　关键设备应拥有唯一标识。

🖉 3.4 设备监测和维护

实验室应拥有设备定期监测和维护的过程。该过程应包括检查频率、检查方法、验收标准以及对不符合结果采取的措施。

3.4.1 设备校准

应使用具有足够准确度和精密度的设备和材料进行校准和/或调整。应在以下情况中进行校准和/或调整：

1）初次使用前。

2）可能影响校准的活动之后。

3）按规定的时间间隔。

3.4.1.1 应采取保护措施，防止设备调整导致校准后的设置无效。

标准 5.1.3 适用。

3.4.1.2 校准程序应遵循制造商的书面指导，并应包括：

1）执行校准的指导。

2）验收标准。

3）当获得不满意结果时应采取的措施。

3.4.2 调查及跟进

设备故障或失效的调查和跟进应包括：

1）根据制造商的书面说明或实验室制订的规范，对设备上次运行后提供的产品和服务进行评估。

2）评估对检测结果以及供者和患者安全性的影响。

3）确保设备终止使用的步骤。

4）故障或失效的调查。

5）设备再鉴定的步骤。

6）出现问题时向制造商报告故障或失效的性质。［联邦法规 21CFR 803.30］

第 7 章"偏离和不符合"适用。

3.5 警报系统

样品和/或试剂的储存装置应拥有警报系统，并应符合以下标准（标准 5.1.4 适用）：

3.5.1 警报应设置为在样品和/或试剂达到不可接受条件之前有足够时间采取适当行动的条件下激活。

3.5.2 警报激活应立即启动行动、调查和适当纠正措施的过程。

✎ 3.6 信息系统

实验室应拥有支持实施和修改与《MT 标准》要求相关的软件、硬件和数据库的过程。标准 5.1.1 适用。这些过程应包括：

1）风险分析、培训、验证、实施和实施后绩效评估。

2）系统维护和操作说明。

3）使用用户可以理解的语言编写的文档。

4）在最终验收前显示和验证所添加或修改数据的系统。

5）说明如何授权和记录对系统的修改。

✎ 3.6.1 信息系统记录

应维护以下记录：

1）验证

a）系统软件。

b）硬件。

c）数据库。

d）使用者定义的表格。

e）电子数据传输。

f）电子数据接收。

2）满足内部开发软件的寿命周期要求。

3）系统版本的数字标识（如适用），包括使用的起讫日期。

4）监控关键数据元素的数据完整性。

3.6.2　实验室应有一个备份系统，在信息系统提供的功能不可用的情况下，允许持续访问临床相关的分子检测数据。应定期检测替代系统。

3.6.3　负责管理信息系统的人员应负责遵守规定的要求。

3.6.4　应有支持信息系统管理的过程和程序。

3.6.5　应建立并遵循旨在防止未经授权访问信息系统和电子记录的系统。

第4章

供应商和客户事项

4.0 供应商和客户事项

实验室应制订政策、过程和程序,以评估关键材料和服务的供应商持续满足商定要求的能力。

4.1 供应商资格

在接受协议之前,实验室应评估并参与供应商的选择。

4.1.1 当供应商未能满足规定的要求时,应向拥有签约权的管理层报告。

4.2 协议

获得或提供产品和服务的协议,或对这些协议的变更应定义供应商和客户的期望,并应反映到协议中。

4.2.1 协议审查

应审查协议,并根据需要纳入变更。

4.2.2 当使用未经主管当局批准的试剂、方法、技术或设备进行检验时,实验室应制订一个程序,告知客户检验的情况。

4.3 材料的检查

必要时,应在验收或使用前对来料进行接收、检查和检测。

4.3.1 关键材料应符合规定要求。

第 5 章

过 程 控 制

5.0 过程控制

实验室应制订政策和经验证的过程和程序,以确保产品和服务的质量。实验室应确保在受控条件下执行这些政策、过程和程序。

5.1 一般要素

✎ 5.1.1 变更控制

实验室应拥有开发新的和更改现有过程的过程和程序。该过程应包括识别规范和验证规范是否得到遵循。实施前应对新的或变更的过程和程序进行验证。

5.1.1.1 实验室应确保新过程或变更过程的实施受到控制。

✎ 5.1.2 能力验证计划

实验室应参加能力验证计划,或验证检测结果的准确性和可靠性,每年 2 次或按照联邦、州或地方法律的要求。当未达到预期结果时,应审查结果,并在适当情况下采取纠正措施。标准 7.3 适用。

5.1.2.1 当外部能力验证计划不可用时,应建立一个系统用于确定检测结果的准确性和可靠性。

5.1.3 运行控制

实验室应制订并维护运行控制政策、过程和程序,以解决以下问题:

1) 与污染风险相关的环境控制和监测。
2) 过程控制。
3) 员工的预防污染培训。
4) 员工着装、工作服和个人防护装备的使用。
5) 材料(包括废物)、设备和工作过程文档在工作区内的移动和储存。
6) 设备或材料的物理和/或时间隔离。
7) 试剂和扩增产物的使用和储存。
8) 工作区或设备的清洁和设置。

5.1.3.1 此类措施的有效性应在规定的基础上进行监测和审查。

🖉 5.1.4 质量控制

应制订足够全面的质量控制计划,以确保试剂、设备和方法按预期运行。在适当的情况下,应审查结果并采取纠正措施。

5.1.4.1 当质量控制失败时,应评估检测结果和方法的有效性以及所提供产品或服务的可接受性。

5.1.4.2 质量控制失败应在发布检测结果、产品或服务之前调查。

🖉 5.1.4.3 使用不同方法、仪器或检验场地的实验室应拥有评估所获得检验结果可比性的过程。此操作应每年执行 2 次。

5.1.5 材料的使用

实验室使用的所有材料应按照制造商的书面说明,或应拥有使用资格,并应符合规定的要求。[联邦法规 21CFR 606.65(e)]

🖉 5.1.5.1 设施制备的试剂应满足或超过适用标准。

5.1.5.2 当偏离制造商的说明或进行未经许可的检验时,应采用适当的控制措施,以确保检验结果的可靠性。

5.1.5.2.1 阳性和阴性对照应按照实验室政策规定的频率进行。实验室应制订政策,在阳性和/或阴性对照失败的情况下重复检验。

5.1.6 识别与跟踪能力

5.1.6.1 实验室应确保样品、关键材料和关键设备的标识和可追溯性。

5.1.6.2 实验室应确保已要求内部或外部测试。要求应包含足够的信息以确认唯一的要求测试的个人。

5.1.6.3 负责标记血液成分的实验室应拥有标记这些血液成分的书面程序。[联邦法规 21CFR 606.121]

FDA 行业指导:红细胞单位的标记使用以前抗原分型结果,2018 年 12 月。

5.1.7 检查

实验室应有一个过程,以确保在设施规定的阶段对样品进行检查,以验证是否满足规定的要求。

🖉 5.1.7.1 最终检查

实验室应有一个过程,以确保在分发、发布或递交之前,完成的检测报告和服务是可接受的。标准 5.5 适用。

5.1.8 搬运、储存、分发和运输

实验室应拥有确保样品处理、储存、分发和运输的过程,以防止损坏和减少变质。

5.1.9 隐私和保密

实验室应制订政策,确保分子检测结果是私有和保密的,符合联邦、州和地方法律的相

关要求。

5.2　同意和样品采集

实验室应制订样品采集的知情同意、采集、核实以及获取和维护标识记录的政策、过程和程序。

5.2.1　供者同意书

检测应在捐献时获得供者同意和遵循适用法律的前提下进行。

5.2.2　医嘱

应根据适用法律获得医疗保健方提供的检测要求。

5.2.3　样品采集

收集方法应保持样品的完整性并防止污染。
5.2.3.1　样品应使用带有足够信息的标签进行标识,以便进行唯一标识。

5.3　检测验证

实验室应使用通过验证的方法进行分子检测。

5.3.1　为实施一个检验系统,或检测等位基因或变异体,验证方案应要求分析杂合子和纯合子野生型样品,并在可能时分析一个纯合子变异体样品和一个半合子样品(如适用)。检验结果应显示实验室内的一致性(精确度)以及与其他方法或其他实验室结果的一致性(准确度)。验证方案应界定可接受的结果。

5.3.2　为实施新型检测方法,验证方案应要求分析至少 20 个生物检验样品,并在实验室内保持检验结果的一致性。应包括杂合子和纯合子野生型样品,以及一个纯合子变异体样品和一个半合子样品(如适用)。验证方案应界定可接受的结果。

5.4　特定检测方法

特定的检验方法应确保获得准确的结果。实验室应使用经验证的过程和程序用于DNA 提取、扩增和检测方法。实验室应拥有证明检验结果可重复的程序。

5.4.1　一般检测标准

检测标准应纳入检测过程,以确保结果准确。
1) 对于依赖通过片段尺寸精准检测等位基因的系统,每次分析都应进行 DNA 对照检测。

2）在试验方案要求时,应包含一个不含 DNA 的对照以监测污染。

3）实验室应制订政策和程序,以评估每个样品的污染和优先扩增。

4）应防止扩增后产物污染扩增前的材料。

✐ 5.4.2　实验室应有一个方法确保基因型预测算法的版本控制得以维持。

✐ 5.5　审查结果

所有结果应在结果发布前由 2 人审查,其中一人应为实验室主任或指定人员。本标准 1.1.1 适用。审查至少应包括关键检测结果,以及记录解释和结论的工作记录,包括计算机生成的解释和报告。

✐ 5.5.1　实验室应有一个程序用于调查和解决检测过程中发现的不一致。

✐ 5.6　报告

实验室应制订政策、过程和程序,以确保在检测完成后及时报告对调查的解释。

5.6.1　调查研究解释应包含以下信息[联邦法规 42 CFR 493.1291（c）]:

1）患者姓名和/或唯一标识符。

2）样品标识或登记号。

3）请求送样实验室或医疗机构的名称。

4）样品来源和采集日期(如有标示)。

5）结果的最终解释包括红细胞、血小板和中性粒细胞的表型(分子)和/或基因型。

6）最终书面报告的日期。

7）实验室识别。

　　a）实验室名称和地址。

　　b）负责报告的人员姓名。

8）按实验室规定要求被拒收的检测样品的免责声明。

第6章

文件和记录

6.0 文件和记录

实验室应制订政策、过程和程序,以确保文件得到识别、审查、批准和保留,并根据记录保留政策创建、存储和归档记录。

6.1 文件

实验室应拥有文件控制过程,包括以下要素:

6.1.1 文件主列表,包括与《MT标准》要求相关的政策、过程、程序、标签和表格。

6.1.2 对所有政策、过程和程序使用经批准的格式。附加程序(如仪器设备操作手册中的程序)可通过引用合并。

6.1.3 实验室主任在使用新文件和修订的文件之前对其进行审查和批准。

6.1.4 由授权人员对每项政策、过程和程序进行2年一次的审查。

6.1.5 仅使用现行且有效的文件。应在要求满足《MT标准》的活动的所有地点提供相应文件。

6.1.6 识别和归档作废文件。

6.1.7 以保持数据完整性、防止意外或未经授权的访问、破坏或修改的方式进行文档的存储和传输。

6.2 记录

实验室应确保记录的识别、收集、索引、访问、归档、存储和处置。

6.2.1　设施记录

记录应完整,可在适当的时期内获取,并防止意外或未经授权的披露、破坏或修改。参考标准 6.2.1A 记录的保留。

6.2.1.1　记录应清晰、无法消除。

6.2.1.2　副本

在销毁原始记录之前,实验室应制订一个程序,确保记录副本得到识别。应验证记录副本是否包含原始内容,并且应清晰、完整且易于使用。

参考标准 6.2.1A　记录的保留

项目编号	标准	要维护的记录	最少保留时间 *,†/年
1	1.2.2	质量体系有效性的管理评审	5
2	1.3.1	政策、过程和程序的例外情况	5
3	1.5	实验室主任或代表的变更通知应在 30 天内发出	5
4	1.6	现场测试中断在 30 天内通知	5
5	2.1	当前的工作岗位说明	5
6	2.1.1	执行关键任务人员的资格	5
7	2.1.2	对从事影响质量活动的人员进行培训	5
8	2.1.3	定期对工作人员进行能力评估	5
9	2.1.5	所有员工的人事记录	5
10	2.1.5.1	对于有权执行或审查关键过程的人员,保留签名、姓名首字母或识别码的记录	10
11	3.3	关键设备的唯一标识	5
12	3.4	监测关键设备	5
13	3.6	实施新的或修改过的软件、硬件或数据库,以及修改现有的软件、硬件或数据库	2(系统停止服役后)
14	3.6.1	信息系统软件、硬件、数据库和使用者定义的表格的验证;满足内部开发软件的寿命周期要求;系统版本的数字设计(如适用),包括使用日期;监控关键数据元素的数据完整性	2(系统停止服役后)
15	4.1	评估和参与供应商的选择	5
16	4.2.1	审查协定	5
17	4.3 4.3.1	来料检查	5
18	5.1.1	新过程或变更过程的验证	5
19	5.1.2	参与能力验证计划	5

续表

项目编号	标准	要维护的记录	最少保留时间 *,† /年
20	5.1.4	审查试剂、设备和方法的质量控制结果	5
21	5.1.4.3	对测试结果的可比性做2次年度审查	5
22	5.1.5.1	设施制备的试剂符合或超过适用标准	5
23	5.1.7.1	在分发、发布或递交前对测试报告进行最终检查	10
24	5.3.1	测试系统的验证研究	10
25	5.3.2	新型检测方法的验证	10
26	5.4.2	基因型预测算法的版本控制	10
27	5.5	由2人审查案例,包括实验室主任或其指定人;审查关键测试结果,审查记录解释、结论、关键计算和案例报告的工作表	10
28	5.5.1	调查和解决不一致的结果	10
29	5.6	调查报告的解释	10
30	6.1.3	新文件和修订文件在使用前的审查和批准	5
31	6.1.4	政策、过程和程序的两年一度审查	5
32	6.1.6	过时文件的归档	5
33	7.1	不符合的产品和服务的评估	5
34	7.3.1	对不符合的能力验证结果进行评估,并采取纠正措施	5
35	7.3.2	参与样品交换计划实验室之间测试结果差异的调查和解决	5
36	7.4	对未能达到能力测试预期绩效标准的实验室人员进行再培训	5
37	8.1	评估结果的管理	5
38	9.1,#4 9.2.3	纠正和预防措施的后续行动的结果	5
39	10.1.1.1.1	警报的调查	5
40	10.1.2	生物、化学和辐射安全监测	5

* 适用的州或地方法律可能超过该期限。

† [联邦法规21CFR 606.160(d)]。

6.2.2 应建立并遵循旨在防止未经授权访问和确保记录保密性的系统。

6.2.3 记录系统应能够追踪任何样品、产品或服务,从其来源到最终处置,并审查适用于特定样品、产品或服务的检测记录的解释。

6.2.4 记录系统应确保以下所有内容的可追溯性:

1)执行的关键活动。

2)执行活动的个人。

3)活动被执行的时间。

4）取得的结果。

5）使用的方法。

6）使用的设备。

7）使用的关键材料。

8）执行活动的设施。

6.2.5　应在执行每项关键活动的同时创建记录。

6.2.6　对记录的更改

应控制对记录的更改。

6.2.6.1　应记录更改日期和记录更改人的身份,并在原始记录的保留期内维护该信息。

6.2.6.2　记录变更不得掩盖先前记录的信息。

6.2.6.3　应对记录(包括电子记录和修订报告)的更改进行验证,以确保其准确性和完整性。

6.2.7　电子记录

应制订支持电子记录管理的过程和程序。

6.2.7.1　应对所有关键数据进行常规备份。

6.2.7.1.1　备份数据应存储在场外位置。

6.2.7.1.2　应制订程序,以确保数据可检索且可使用。

6.2.8　记录的储存

记录应按以下要求保存:

1）在整个保留期内保持记录完整性。

2）防止意外或未经授权的访问、破坏或修改。

3）允许检索。

6.2.9　销毁记录

销毁记录的方式应保护记录的机密内容。

第 7 章

偏离和不符合

7.0　偏离和不符合

实验室应制订政策、过程和程序,以确保识别、评估、调查和监控偏离规定要求或未能满足规定要求的情况。应明确不符合的产品、服务和检验结果发布的评审责任和处置权限。偏离和不符合应按照规定要求报告,并按要求报告给外部机构。［联邦法规 21CFR 606.171 和 21CFR 1271.350］

7.1　不符合

一旦发现,应对不符合的产品、服务、检验结果和检验报告进行评估,并确定其处置方法。标准 3.4.2 适用。

7.1.1　实验室应拥有以下过程:

1) 对检测结果不符合的样品单位进行隔离、取回和召回的标识和通知。
2) 不符合的检验报告和服务的识别和管理。
3) 根据需要通知客户和外部机构。

7.1.2　对于不符合规定要求的产品和服务,应防止其因特定的不符合的检验结果而被意外分发。

7.2　已发布的不符合检验结果和报告

不符合规定要求的检验结果或报告发布后应进行评估,以确定不符合对检验结果质量的影响。如果质量可能受到影响,则应将不符合报告给客户。应按照第 6 章"文件和记录"的要求保存不符合的性质和随后采取的措施(包括使用验收)的记录。

7.3　不符合能力验证结果

当能力验证结果不符合时,实验室应进行评估并采取适当措施。

🖊 **7.3.1**　应根据标准9.1调查分级的能力验证计划中的不符合结果,并制订和实施相应的纠正或预防措施计划。

🖊 **7.3.2**　应根据标准9.1调查参与样品交换计划的实验室之间测试结果的差异。

🖊 ## 7.4　不符合能力评估

当预期的能力测试不满足标准时,实验室应制订一个程序,以确保人员的胜任能力,然后才允许其恢复检测。标准2.1.3.1适用。

第 8 章

内部和外部评估

8.0　内部和外部评估

实验室应有一个过程,以确保计划和实施对运行和质量体系的内部评估,并确保在适当规定的时间间隔内获得外部评估(检查、调查)。

8.1　评估结果的管理

8.1.1　内部和外部评估的结果应由负责被评估区域的人员进行审查。

8.1.2　应采取纠正和/或预防措施,以解决通过内部和外部评估发现的偏离和不符合。

8.1.3　后续行动应核实纠正和预防措施的实施和有效性。

8.1.4　内部和外部评估的结果以及相关的纠正和预防措施应由执行管理层审查。

8.2　质量监控

实验室应拥有定期收集和评估质量指标数据的过程。

第9章

通过纠正和预防措施改进过程

9.0　通过纠正和预防措施改进过程

实验室应制订政策、过程和程序,以收集和分析数据,跟进需要采取纠正和预防措施的问题。

9.1　纠正措施

实验室应有一个针对与检测报告和检测服务相关的偏离、不符合和投诉的纠正措施过程,包括以下要素:

1) 文档。

2) 调查原因。

3) 确定纠正措施。

4) 评估以确保纠正措施已被采纳并有效。

9.2　预防措施

实验室应拥有包括以下要素的预防措施的过程:

9.2.1　审查合适的信息来源,包括评估结果、能力验证结果、质量控制记录、投诉,并汇总数据以检查和分析不符合的潜在原因。

9.2.2　确定处理任何需要采取预防措施的潜在问题所需要的步骤。

9.2.3　采取预防措施并实施控制,以确保其有效性。

第 10 章

设施和安全

10.0 设施和安全

实验室应制订政策、过程和程序,以确保在工作场所提供安全和合格的环境条件。项目应符合地方、州和联邦法规(如适用)。

10.1 安全环境

实验室应制订一个过程,以最大限度地降低对员工、供者、志愿者、访客和患者健康和安全的环境相关风险。应提供适当的场所、环境和设备,以维持安全操作。

10.1.1 在储存液氮的地方,应解决特别的危险。

10.1.1.1 配备液氮罐的设施应有监测氧气水平的系统,并设置报警系统,以便在需要采取行动的情况下激活。

🖉 10.1.1.1.1 氧气报警激活后应要求相关人员调查和记录激活报警的状况,并在必要时立即采取纠正措施。

🖉 ### 10.1.2 生物、化学和辐射安全

实验室应有一个过程,用于监测生物、化学和辐射安全标准和法规(如适用)的遵守情况。标准 2.1.1 适用。

10.2 环境监测

实验室应根据相关规范的要求或可能影响结果质量的环境条件进行监测、控制和记录。标准 3.4 适用。

10.2.1 环境控制

实验室应在物理和/或生物化学屏障隔开的区域分别执行扩增前(上游)和扩增后(下游)程序,以防止核酸污染。

第三篇
红细胞、血小板和中性粒细胞抗原的分子检测标准指导

Guidance for

Standards for Molecular Testing for

Red Cell,Platelet,and Neutrophil Antigens

第 5 版

生效日期:2020 年 10 月 1 日

AABB

4550 Montgomery Avenue

Suite 700, North Tower

Bethesda, Maryland 20814-3304

United States of America

ISBN NO. 978-1-56395-402-3

目　　录

说　明

第 5 版《红细胞、血小板和中性粒细胞抗原的分子检测标准指导》(以下简称《MT 标准指导》)旨在帮助理解和实际应用第 5 版《红细胞、血小板和中性粒细胞抗原的分子检测标准》(以下简称《MT 标准》)。《MT 标准指导》包含对构建《MT 标准》框架的质量概念的指导,也包含许多技术要素。

需要注意的是,《MT 标准》中的标准是必须执行的,使用单词"应"(shall)表示;而《MT 标准指导》中的大部分描述被称为"指导",它们被视为有用的建议,或提供如何实施特定标准的示例。指导通常使用建议性单词"宜"(should)表示。

《MT 标准指导》与《MT 标准》对"要求"的描述一字不差,对"指导"的描述穿插其间。在段落排列上,《MT 标准》排列在前,如有相应的指导,在"指导"标题下是指导内容。这种排列格式便于读者查看要求和相应的指导。由于《MT 标准指导》和《MT 标准》相互关联,鼓励读者熟悉《MT 标准》及其格式。《MT 标准》的引言和说明也含有适用《MT 标准指导》的信息。

请注意有些标准没有指导。分子检测标准委员会将《MT 标准指导》的重点放在那些可能需要额外背景和/或示例来帮助实现合规性的问题上。

第1章

组　　织

1.0　组织

进行分子检测的实验室(以下简称实验室)应有一个明确定义的构架,并记录负责提供分子检测结果报告和服务的各方,以及负责关键质量职能人员之间的关系。

1.1　行政管理

实验室应有明确的执行管理团队。执行管理层应具备:

1) 实验室运行的责任和权限。
2) 建立或更改实验室质量体系的权力。
3) 遵守《MT 标准》和适用的法律法规的责任。
4) 对质量体系评审的参与。
5) 确定实验室客户及其对检测和服务的需求与期望的过程。

指导

实验室宜制订一个过程,使工作人员可以直接或匿名向该组织执行管理层或 AABB 传达他们所关心的问题。该过程宜允许员工表达他们的担忧,不必担心报复。宜制订纠正措施计划,以解决沟通问题。

1.1.1　实验室主任的职责

实验室应配备一名主任,该主任应拥有医学、生物学、临床实验室科学或遗传学博士学位,并在分子检测方面拥有至少 2 年的相关培训或经验。实验室主任应对所有政策、过程和程序负有责任和权限。实验室主任可将这些职责委托给其他合格人员,但是实验室主任应保留实验室主任职责的最终责任。

指导

实验室主任需要有足够的经验来识别检测结果,或结果解释中可能出现的错误。可通过以下几方面证明实验室主任拥有足够的经验:指导实验室的方式、审核的准确性、为执行检测而制订的过程和程序、与员工的互动,以及展示拥有足够的预测红细胞、血小板或者中性粒细胞抗原的分子检测知识。

实验室主任至少宜在持续的基础上，展示对以下方面的直接审查：

- 新检测程序的验证。
- 能力验证总结。
- 标准操作程序。
- 内部和外部评估结果。
- 报告模板、表格和过程。

有些实验室可能会发现，有必要或实际上需要让多人接受必要的培训，以履行实验室主任授权的职责，这种责任分工是可以接受的。然而要求实验室主任一人对实验室负全面责任。如果有实验室主任，但是又委派了职责，在实验室制订的政策和过程中必须明确各自的关系和责任。

在美国，尽管实验室主任可以根据法规委派一些职责，但根据《临床实验室改进修正案》（Clinical Laboratory Improvement Amendments，CLIA），有一些职责是不可委派的，如定期审查操作程序。关于实验室主任职责的讨论，可在医疗保险和医疗扶助服务中心（Center for Medicare and Medicaid Services，CMS）官网找到。

根据 CLIA，实验室主任不得将以下责任委派给他人，并且必须确保：

1. 实验室的检测系统在检测各个方面提供优质服务，即检测的分析前、分析中和分析后阶段，并适用于患者群体。

2. 实验室的物理和环境条件足够适合进行检测。

3. 员工所处的环境在物理、化学和生物危害方面是安全的，并遵循安全和生物危害的要求。

4. 主管（高复杂度检测）可对所有检测人员进行日常监督，报告检测结果，并在最低资格检测人员执行高复杂度检测时，对其进行现场监督。

5. 实验室聘用足够数量的受过相应教育、经验丰富和/或训练有素的人员。他们根据书面规定的职责，提供合适的咨询，恰当地监督，准确地进行检测，并报告检测结果。

6. 审查新的检测程序，纳入程序手册，并由全体员工遵守。

7. 以书面形式规定每位员工的责任和义务。

为了证明实验室主任对实验室使用的红细胞、血小板或中性粒细胞抗原分子检测方法，拥有足够的高级培训和/或实践经验，候选实验室主任可以：

- 记录至少 2 年使用相关方法和审查结果的经验。
- 记录使用了检测中方法的培训，包括研究生培训、其他实验室培训，或认证实验室主任指导下的培训。
- 定期参加相关的继续教育。如果仅参加相关的继续教育，可能不构成特定的培训，但是与其他文件一起考虑，可以证明在该领域中具体的专业知识。
- 也可考虑记录经同行评审发表的与红细胞、血小板或中性粒细胞抗原的分子检测方法相关文章的作者或共同作者。

如上所述，标准 1.1.1 要求实验室主任拥有博士学位。要求澄清是否等同于美国学校博士学位的外国个人，必须提供国家证书评估服务协会（National Association of Credentials Evaluation Services，NACES）成员提供的文件，证明外国学位等同于所需学位。实验室主任的职位必须拥有同等资格。

当前的 NACES 成员可在其官方网站或者联系国际教育研究基金会组织（International Education Research Foundation, Inc.）获得。

P.O. Box 3665

Culver City, CA, 90231-3665

电话:(310)258-9451

传真:(310)342-7086

1.1.2 实验室主管的职责

实验室应有一名经过培训或拥有经验的合格主管。主管应负责分子检测的技术方面。

1.1.2.1 主管应拥有至少 2 年分子检测相关经验和以下资格之一：

1) 美国病理学委员会或非美国同等组织或机构颁发的血库/输血医学或分子遗传病理学医疗许可证和认证。

2) 美国临床病理学会（American Society for Clinical Pathology, ASCP）的血库专家（Specialist in Blood Banking, SBB）认证，美国组织相容性和免疫遗传学委员会（American Board of Histocompatibility and Immunogenetics, ABHI）认证的组织相容性专家（Certified Histocompatibility Specialist, CHS），ASCP 的分子生物学（Molecular Biology, MB）认证，或由颁发同等证书的组织或机构颁发的证书。

3) 相关领域的高级科学学位。

1.1.2.1.1 当个人不符合标准 1.1.2.1 中规定的要求时，分子检测认证委员会应根据具体情况考虑例外。

指导

有些州可能要求主管拥有 2 年以上的分子检测经验，并认为 2 年是最低要求。

如果 NACES 文件未确定等同资格（见标准 1.1.1），则可将以下建议项目提交给分子检测认证委员会（Molecular Testing Accreditation Committee）审查：

1. 拟任主管的简历（CV）。

2. 学位和其他认证文件。（注:学位和认证评估标准如下所示。）

3. 一份对拟任主管相关工作经验的说明。（详细简历可能符合此要求。）

4. 一份对拟任主管职责的描述，尤其是其作为技术专家的职责。（例如，当"替补"工作人员无法解决技术问题时，会咨询此人。）

5. 拟任技术主管在免疫血液学领域发表的出版物和文章清单。（如果简历中尚未提供。）

6. 说明在案例无法解决时，拟任主管将采取什么措施，并确认案例通常被转交人的身份。

可接受学位和认证的评估标准：

1. 获得科学相关领域学士学位，并成功完成联合健康教育项目认证委员会（Commission on Accreditation of Allied Health Education Programs）认可的血库技术专家（Specialist in Blood Bank Technology）课程。

2. 国家认证或学士学位,在过去 10 年内有 2 年全职相关临床实验室经验。实验室经验的定义包括:

a. DNA 程序包括但不限于 DNA 提取、各种分析技术[如聚合酶链反应(PCR)、限制性片段长度多态性(RFLP)]和 DNA 结果的解释。

b. 质量控制/质量保证。

c. 实验室操作。

3. 科学相关领域的硕士或博士学位,在过去 10 年内有 2 年全职分子检测实验室工作的经验。

国家认证	教育	证书	相当于美国
美国 美国临床病理学会 American Society for Clinical Pathology	4 年制大学 + 有适当科学学时的理学士学位 + 实习 + 考试	MT(ASCP)	
	4 年制大学 + 经历 + 考试	BB(ASCP)	
	4 年制大学 + 实习或经验 + 考试	SBB(ASCP)	
加拿大 加拿大医学实验室科学学会 Canadian Society for Medical Laboratory Science	3 年制技术学院(旧) + 考试	RT-CSMLS(旧)	MT(ASCP)
	4 年制大学(新) + 考试	MT-CSMLS(新)	MT(ASCP)
	5 年经验/教育 + 考试	免疫血液学 ART-CSMLS	SBB(ASCP)
大不列颠联合王国 生物医学科学研究所 Institute of Biomedical Science	3 年制技术学院(旧) + 考试	AIBMS	MT(ASCP)
	4 年制大学(新) + 考试	AIBMS	MT(ASCP)
	2 年培训 +5 年工作经验 + 考试(旧)	免疫血液学 FIBMS	SBB(ASCP)
澳大利亚 澳大利亚医学科学家研究所 Australian Institute of Medical Scientists	3 年制应用科学学士大学学位 +2 年工作经验	AIMS 团体会员 MLS	MT(ASCP)
	5 年工作经验 + 考试或论文	输血医学 FAIMS	SBB
新西兰 新西兰医学实验室科学研究所 New Zealand Institute of Medical Laboratory Sciences	大学医学检验科学学士	NZMLT 委员会许可的 MLS	MT(ASCP)
	2 年工作经验 + 认证考试和论文	输血医学中的 FNZIMLS	SBB

其他国家可能有不同要求。

1.2　质量体系

应定义、记录、实施和维护质量体系。所有人员应接受其应用方面的培训。

指导

标准 1.2 要求每个实验室都有一个质量体系。该要求包括质量体系的开发、文件编制、持续维护和人员培训。质量体系必须至少解决《MT 标准》第 1 至第 10 章中所陈述的问题。质量体系由影响产品、服务或报告质量的政策,过程和程序组成。《MT 标准》文件中包含的所有要求都会影响质量。

如果实验室是一个独立的实验室(即独立于医院的功能),则应具有自己的质量体系。如果实验室是 AABB 认证组织(如血液中心)中几个运行部门或分支机构之一,通常会有一个适用于所有服务的质量体系,其中包括实验室。目前实施符合 AABB 要求的质量体系的设施可以确保满足本节的要求。

1.2.1　质量代表

质量体系应由指定人员监督,并向执行管理层报告。

指导

标准 1.2.1 要求机构内有一名指定人员负责监督质量体系的实施。指定的个人可能有其他责任,在理想情况下不会去评估他或她负责的活动。指定的监督质量职能的个人,必须向执行管理层报告;对与遵守《MT 标准》以及联邦、州和地方法规有关的所有事项进行监控;并有权在适当时建议纠正措施。

✎ 1.2.2　管理评审

管理层应通过定期的管理评审来评估质量体系的有效性。

1.3　政策、过程和程序

应制订和实施质量和运行的政策、过程和程序,以确保满足这些《MT 标准》的要求。所有此类政策、过程和程序均应采用书面形式或以电子方式记录,并应予以遵守。

✎ 1.3.1　任何政策、过程和程序因临床要求而出现的例外情况都需要实验室主任的说明和预先批准。第 7 章"偏离和不符合"适用。

指导

鉴于特定患者的临床情况,医学主任有权批准现有政策、过程和程序的例外情况。宜评估反复出现的例外情况,以便将纳入现有政策、过程和程序。该标准要求在事件发生前获得医学主任的批准。事件宜按照第 7 章"偏离和不符合"进行处理。

1.4　运行连续性

执行管理层应确保全部设施拥有相应的政策、过程和程序,以解决可能导致运行风险的潜在事件,实现运行的连续性。

> **指导**
>
> 运行连续性是指确保关键功能在可能妨碍执行这些功能的环境中得以持续。对于个别设施,审查这一要素是解决和规划的一个关键方面。根据设施尺寸、位置和工作范围,每个设施所涵盖的情况将有所不同。宜注意,实现运行的连续性不只是在发生"灾难"的情况下。例如,如果一名关键员工未经通知就离开了设施,并且没有即时的后备人员来执行他或她的职能;如果一个关键设备出现故障;或者如果一家设施被出售给另一家实体等。需要有适当的政策、过程和程序,以确保关键操作在维持关键质量指标所需要的水平上运行。不期待一个设施可以预测所有可能的风险,然而可以制订标准操作程序(SOP)来解决已知的常见风险,以及针对未指定和更不寻常情况制订程序。

🖉 1.5　人事变动

实验室应在任命后 30 天内将实验室主任的所有初始任命和变更告知 AABB。

> **指导**
>
> 当实验室主任职位发生变化时,需要向 AABB 国家办公室报告。该报告必须包括简历以及经验和培训文件。在新人员担任该职位之前,证明文件必须经过 AABB 批准。新员工必须符合标准 1.1.1 的要求。

🖉 1.6　实验室状态变化

实验室应在实验室停止或恢复所有现场检测之日起 30 天内通知 AABB。

> **指导**
>
> 当实验室终止现场检测,或在停止活动一段时间后恢复现场检测时,标准 1.6 要求将这些变化报告给 AABB 国家办公室。该报告必须包括终止日期(如适用),或将要终止或恢复检测的日期。该报告还必须包括将执行检测的一个或多个实验室,被关闭的实施和/或实验室记录和样品将被转移储存。

1.7　应急准备

实验室应制订应急操作政策、过程和程序,以应对内部和外部灾害的影响。

1.7.1　应急管理计划,包括应急通信系统,应按规定的时间间隔进行调试。

指导

实验室宜确定其应对内部和外部灾难的计划。此类计划可能是更大机构计划的一部分,也可能是专门针对实验室的。宜根据谁做什么和何时做什么来解决以下事项:沟通和通知程序、服务需求和能力评估、决策和服务期望。在理想情况下,通信系统中有冗余配置。手机显然是不错的首选,但在灾难发生时,手机信号塔并不总是一种可靠的通信方式。因此,UHF/VHF 和业余无线电等 2 级和 3 级系统是重要和有价值的。由于这些类型的系统不是每天都使用,所以按照预定的时间表进行测试变得非常重要。也可以使用其他备份系统。宜定期检测纸质通信系统,以确保所有当前表格可用,且填写和交付表格的说明清晰无误。无论使用哪种系统,都宜有计划地测试。紧急通信系统的测试记录宜可供审查。

1.8　关切问题传递

实验室应有一个过程,供个人匿名传递有关质量或安全的问题。员工有权选择将此类问题告知其设施的执行管理层,AABB 或两者。AABB 的联系信息应随时提供给所有人员。标准条款 6.1.5 和 9.1 适用。

第 2 章

资　　源

2.0　资源

实验室应制订政策、过程和程序,以确保提供足够的资源来执行、验证和管理实验室内的所有活动。

指导

标准 2.0 要求实验室拥有足够的资源。关键资源包括人力资源或人员配置。实验室宜建立机制确保有足够、合格、有经验和有能力执行或交付实验室产品的人员。

2.1　人力资源

实验室应有一个过程,以确保雇佣足够数量的合格人员(通过教育、培训和/或经验)。应维持当前的职务描述,并应为每个工作岗位定义适当的资格。

指导

本章要求聘用适当数量的合格人员。这些人员可能在教育和经验方面,或两方面都合格。在定义资格时,宜考虑技术知识、需要的决策水平(技术与医学)以及所需和可用的监管量。本章还要求这些人员,在最初和适当的时间间隔内接受培训。在独立执行指定活动之前和之后,机构至少每年对其能力进行评估。此外,员工必须有足够的时间和培训来完成他们的工作。

本标准目的是确保只有合格人员才能在实验室进行活动。本标准隐含的要求是实验室为每个工作职能定义资格,定义并提供适当的培训需求,以及评估员工能力。必须保存资格、培训和能力评估记录。

2.1.1　资格

执行关键任务的人员应根据适当的教育、培训和/或经验获得资格。

2.1.2　培训

实验室应拥有确定培训需求的过程,并应为执行关键任务的所有人员提供培训。

✐ 2.1.3 能力

应按规定的时间间隔对工作能力的持续性进行评估。[联邦法规 42CFR493.1235 和 42CFR493.1451(b)、(8)、(9)]

指导

能力测试是评估个人根据程序执行特定任务的能力。在员工独立执行任务之前完成能力评估,之后至少每年进行一次。根据《临床实验室改进修正案》(CLIA),检测人员的认证在检测患者标本的第一年,至少每半年进行一次能力评估,之后每年进行一次。

根据美国《联邦法规》(Code of Federal Regulations,CFR)第 42 CFR 493.5 和 493.17 条款的规定,任何设施检测能力评估,取决于正在执行的检测类型(豁免、中等复杂度、高复杂度),并且必须按照美国联邦法规以及设施认证组织或机构的要求进行。认证组织或机构包括但不限于 AABB、美国病理学家学会(College of American Pathologists,CAP)联合委员会、通过 CLIA 的医疗保险和医疗补助服务中心(Centers for Medicare and Medicaid Services,CMS),以及州政府。CLIA 列出了一系列其他方式,允许一个没有学位或除科学以外其他学科学位的人,可以成为检测人员。设施负责为其检测人员以及执行关键任务的人员制定标准。行政人员还需要适当的培训和经验。

*译者注:《联邦法规》(CFR)是美国官方法律印刷出版物,包含联邦政府各部门和机构在《联邦公报》(Federal Register)中发布的一般和永久性规则的编纂。可在以下网址查询:https://ecfr.gov/titles。

2.1.3.1　当能力未得到证明时,应采取措施。

指导

在美国,实验室人员的要求可在 CFR 中找到。这些条款规定,实验室必须制订并遵循书面政策和程序对员工进行评估,如适用,评估内容还包括顾问能力、特别教育、训练和经验。

2.1.4 继续教育

执行和/或审查由标准 5.3 和 5.4 规定的特定检测方法的员工,应每 2 年参加至少 24 小时的相关继续教育。实验室主任应确定这些人员的继续教育。

✐ 2.1.5 人事记录

应保存每位员工的人事记录。

✐ 2.1.5.1　对有权执行或审查关键过程的人员,应保留姓名、签名、姓名首字母或识别码记录,以及雇佣日期。

2.2 DNA 资源

实验室应使用先前鉴定的 DNA 样品来验证报告中的检验。先前鉴定的样品包含实验室报告的变异体应可供使用,详细描述见参考标准 2.2A 红细胞最低限度 DNA 资源、参考标准 2.2B 血小板最低限度 DNA 资源、参考标准 2.2C 中性粒细胞最低限度 DNA 资源。

2.2.1　先前鉴定的样品应通过可用的血清学和/或分子方法进行检测,并保持一致。

指导

实验室只需要拥有与检测的等位基因相关的 DNA 参考样品。这些样品包括从血液样品、去白细胞滤器、EB 病毒(EBV)转化细胞株中提取的基因组 DNA,或者通过合成方法生成。参考样品可通过以下方法验证:①与不同检测方法(如核苷酸测序)的一致性;②与不同分子实验室检测结果的一致性。使用测序方法可能会有例外(如不需要杂合子等位基因的 Sanger 测序和下一代测序)。

参考标准 2.2A　红细胞最低限度 DNA 资源 *

ISBT 名称 系统编号	基因 †/转录本 GenBank 号	HGVS	核苷酸	抗原
ABO	*ABO*	ABO:c.261delG	261 del G	A/B
001	NM_020469.2	ABO:c.526C>G	526C/G	
		ABO:c.703G>A	703G/A	
		ABO:c.796C>A	796C/A	
		ABO:c.802G>A	802G/A	
		ABO:c.803G>C	803G/C	
		ABO:c.930G>A	930G/A	
MNS	*GYPA*	GYPA:c.59C>T	59C/T	M/N
002	NM_002099.5	GYPA:c.71G>A	71G/A	
		GYPA:c.72T>G	72T/G	
	GYPB	GYPB:c.143T>C	143T/C	S/s
	NM_002100.5	GYPB:c.230C>T	230C/T	U^var
		GYPB:c.270+5G>T	Intron 5+5g/t	
RH	*RHD*		Exon 4± 和 7±	D(存在)
004	NM_016124.4		8 C/G	D weak
			809 T/G	变异体
			1154 G/C	
			CNV 0/1/2	D(合子性)
	RHDψ	RHD:c.487-20_504dup 或 RHD:c.807T>G	37bp insert in exon 4 或 RHD:c.807T>G	
	RHCE NM_020485.5		intron 2 109bp insertion	C/c
		RHCE:307T>C	307T/C	
		RHCE:c.676C>G	676C/G	E/e
		RHCE:c.122A>G	122A/G	C^W
		RHCE:c.106G>A	106G/A	C^X
		RHCE:c.733C>G	733C/G	V/VS
		RHCE:c.1006G>T	1006G/T	V

续表

ISBT 名称 系统编号	基因†/转录本 GenBank 号	HGVS	核苷酸	抗原
LU 005	LU NM_005581.4	BCAM:c.230A>G	230A/G	Lu^a/Lu^b
KEL 006	KEL NM_000420.2	KEL:c.578T>C	578T/C	K/k
		KEL:c.841T>C	841T/C	Kp^a/Kp^b
		KEL:c.1790C>T	1790C/T	Js^a/Js^b
FY 008	FY NM_002036.4	ACKR1:c.125G>A	125G/A	Fy^a/Fy^b
		ACKR1:c.−67T>C	−67t/c(GATA)	
		ACKR1:c.265C>T		
JK 009	JK NM_015865.7	SLC14A1:c.838G>A	838G/A	Jk^a/Jk^b
DI 010	DI NM_000342.3	SLC4A1:c.2561T>C	2561T/C	Di^a/Di^b
YT 011	YT NM_001302621.1	ACHE:c.1057C>A	1057C/A	Yt^a/Yt^b
SC 013	SC NM_001017922.1	ERMAP:c.169G>A	169G/A	Sc1/Sc2
DO 014	DO NM_021071.2	ART4:c.793A>G	793A/G	Do^a/Do^b
		ART4:c.323G>T	323G/T	Hy
		ART4:c.350C>T	350C/T	Jo^a
CO 015	CO NM_198098.2	AQP1:c.134C>T	134C/T	Co^a/Co^b
LW 016	LW NM_001544.4	ICAM4:c.299A>G	299A/G	LW^a/LW^b
CROM 021	CR NM_000574.3	CD55:c.679G>C	679G/C	Cr^a
KN 022	KN NM_000573.3	CR1:c.4681G>A	4681G/A	Kn^a/Kn^b
		CR1:c.4768A>G	4768A/G	McC^a/McC^b
		CR1:c.4801A>G	4801A/G	Sl:1,2,3
		CR1:c.4843A>G	4843A/G	KCAM
		CR1:c.4223C>T	4223C/T	Yk^a
IN 023	IN NM_001001391.1	CD44:c.137C>G	137C/G	In^a/In^b
OK 024	OK NM_198589.2	BSG:c.274G>A	274G/A	Ok^a
VEL 034	VEL NM_001163724.2	SMIM1:c.64_80delAGCCTAGG- GGCTGTGTC	17bp del in exon 3	Vel−

* 此表是分子检测实验室在检测特定系统时获得认证的最低要求,并非详尽无遗。

†ISBT 名称取自 https://onlinelibrary.wiley.com/doi/pdf/10.1111/j.1537-2995.2007.01319.x。

ISBT,国际输血协会;HGVS,人类基因组变异学会。

指导

此表列出实验室报告每个特定血型抗原(预测表型)所要求的最低限度的核苷酸、内含子或外显子靶标。不检测特定 DNA 变异体的设施,不需要持有或维护 DNA。本信息作为一个指导,不宜理解为包罗万象。

基因型并非总能反映表型。导致基因表达失活/沉默的 DNA 变异体,或编码可能改变的抗原表达的等位基因,在对基因单一区域,或对 1 个或有限数量的 DNA 变异体的分析中不会被识别。

对于实验室开发的检测(laboratory-developed tests,LDT),以前被称为"家酿"。对这些检测必须提供相应的 DNA 参考样品,以便对 LDT 进行验证。对杂合子 DNA 参考样品的要求是,确保在同一个样品中存在 2 个等位基因时,可以检测到这 2 个等位基因。对于难以获得的、给定位点上 2 个罕见等位基因纯合子 DNA 样品,则不强制要求。

用作标准的 DNA 参考样品必须通过以下验证之一:

- 与血清学表型一致。
- 与不同方法(如 Sanger 测序)的检测结果一致。
- 与不同分子实验室的检测结果一致。

准确测定 ABO 和 Rh 血型系统中等位基因的要求很复杂,表中列出的特定目标核苷酸并不总是与单一表型相关。因此没有在此给出预测的特定抗原/表型。对 ABO 和 RHD/RHCE 等位基因进行 DNA 分析的实验室,必须定义参考标准,以验证其使用的试验方法。对于使用商品试剂盒的实验室,厂商可能提供标准/参考对照品。然而实验室仍有责任确保进行了相应的验证。使用 LDT 的实验室必须证明其拥有足够的专业知识来准确解释他们分析的等位基因。

参考标准 2.2B　血小板最低限度 DNA 资源 *

ISBT 名称	基因/转录本 GenBank 号	HGVS	核苷酸	抗原
HPA-1	*ITGB3*		176T/C	HPA-1a/1b
	NM_000212	ITGB3:c.176T>C		
HPA-2	*GP1BA*		482C/T	HPA-2a/2b
	NM_000173	GP1BA:c.482C>T		
HPA-3	*ITGA2B*		2621T/G	HPA-3a/3b
	NM_000419	ITGA2B:c.2621T>G		
HPA-4	*ITGB3*		506G/A	HPA-4a/4b
	NM_000212	ITGB3:c.506G>A		
HPA-5	*ITGA2*		1600G/A	HPA-5a/5b
	NM_002203	ITGA2:c.1600G>A		
HPA-15	*CD109*		2108C/A	HPA-15a/15b
	NM_133493	CD109:c.2108C>A		

* 此表是分子检测实验室在检测特定系统时获得认证的最低要求,并非详尽无遗。

ISBT,国际输血协会;HGVS,人类基因组变异学会。

参考标准 2.2C　中性粒细胞最低限度 DNA 资源 *

ISBT 名称	基因/转录本 GenBank 号	HGVS	核苷酸	抗原
HNA-1	*FCGR3B*	FCGR3B:c.108G>C	108G/C	HNA-1a/1b/1c
	NM_000570.4	FCGR3B:c.114C>T	114C/T	
		FCGR3B:c.194A>G	194A/G	
		FCGR3B:c.233C>A	233C/A	
		FCGR3B:c.244G>A	244G/A	
		FCGR3B:c.316G>A	316G/A	
HNA-2	*CD177*	CD177:c.787A>T	787A/T	HNA-2
	NM_020406	CD177:c.1291G>A	1291G/A	
HNA-3	*SLC44A2*	SLC44A2:c.455G>A	455G/A	HNA-3a/3b
	NM_001145056			
HNA-4	*ITGAM*	ITGAM:c.230G>A	230G/A	HNA-4a/4b
	NM_000632			
HNA-5	*ITGAL*	ITGAL:c.2372G>C	2372G/C	HNA-5a/5b
	NM_002209			

* 此表是分子检测实验室在检测特定系统时获得认证的最低要求,并非详尽无遗。

ISBT,国际输血协会;HGVS,人类基因组变异学会。

指导

此表列出实验室报告每个特定血型抗原(预测表型),所要求的最低限度的核苷酸、内含子或外显子靶标。不检测特定 DNA 变异体的设施不需要持有或维护 DNA。这些信息作为一个指导,不宜理解为包罗万象。

基因型并非总能反映出表型。导致基因表达失活/沉默的 DNA 变异体,或编码可能改变抗原表达的等位基因,在对基因或变异体的单一区域的分析中不会被识别。

对于实验室自己开发的检测技术(LDT,以前称为"家酿"),必须提供恰当的 DNA 参考样品,以便对 LDT 进行验证。

对杂合子 DNA 参考样品的要求是,确保在同一个样品中存在 2 个等位基因时,可以准确检测到这 2 个等位基因。对难以获得的、给定位点上 2 个罕见等位基因纯合子 DNA 样品,则不强制要求。

用作为标准品的 DNA 参考样品,必须通过以下验证之一:

- 与血清学表型一致。
- 与不同方法(如 Sanger 测序)的检测结果一致。
- 与不同分子实验室的检测结果一致。

对于使用商品试剂盒的实验室,厂商可能会提供标准/参考对照品。然而实验室主任仍有责任确保进行了相应的验证。

第3章

设　备

3.0　设备

实验室应确定对提供产品和服务至关重要的设备。实验室应制订政策、过程和程序，以确保设备的校准、维护和监测符合《MT 标准》和其他规定要求。

> **指导**
> 实验室需要确定对其运行至关重要的设备清单。用于样品收集、检测、处理和储存的关键设备宜适合该任务，并宜进行适当维护。宜定义设备可接受的操作限制，当未达到这些限制时，过程和程序宜表明行动方式。
> 在购买设备时，实验室宜考虑以下指导：
> - 确定合适的设备。
> - 根据第 4 章"供应商和客户事项"的要求，批准采购协议。
> - 获取设备。
> - 抵达后检查。
> - 鉴定设备并保存鉴定记录。
> - 在合适的工作环境中使用设备。
> - 维护设备。

3.1　设备的选择

实验室应拥有确定设备选择标准的过程。

> **指导**
> 在购买设备时，设施宜考虑以下指导：
> - 确定合适的设备。
> - 根据第 4 章"供应商和客户事项"的要求，批准采购协议。
> - 获取设备。
> - 抵达后检查。
> - 鉴定设备并保存鉴定记录。
> - 在合适的工作环境中使用设备。
> - 维护设备。

3.2 设备的鉴定

所有设备应符合其预期用途。

> **指导**
>
> 标准 3.2 的目的,是确保装置和使用该装置的相关过程按照设计和预期运行。鉴定的一个重要因素是,不仅要保证符合制造商的规范,还要保证设备在用户环境中工作。这不仅包括物理环境,还包括程序和人员等变量。影响设备性能的因素很多,它们包括硬件、软件、个别设备组件、设备设计和制造过程、运输和安装等。关于安装鉴定、操作鉴定和性能鉴定的稳定过程,将使设施确认在其安装的环境中,使用实验室制订的程序和设施培训的操作员,设备的功能符合设计和预期。

3.2.1 安装鉴定

设备应按照制造商的规范进行安装。

3.2.2 操作鉴定

在实际使用前,应对每件设备和信息系统的每个组件的功能进行验证,并应符合制造商的操作规范。

3.2.3 性能鉴定

实验室应证明设备的性能符合预期用途。

3.2.3.1 应满足制造商制订的性能规范。

✎ 3.3 设备的唯一标识

实验室应确定关键设备。

3.3.1 关键设备应拥有唯一标识。

> **指导**
>
> 本标准规定实验室有明确义务,对可能影响检测结果质量的关键设备进行唯一识别。要求实验室为每个关键设备指定唯一标识。为协助校准和维护,实验室宜保存所有关键设备的清单。设备序列号可以用作识别号。

✎ 3.4 设备监测和维护

实验室应拥有设备定期监测和维护的过程。该过程应包括检查频率、检查方法、验收标准以及对不符合结果采取的措施。

3.4.1 设备校准

应使用具有足够准确度和精密度的设备和材料进行校准和/或调整。应在以下情况中进行校准和/或调整：

1）初次使用前。

2）可能影响校准的活动之后。

3）按规定的时间间隔。

3.4.1.1 应采取保护措施，防止设备调整导致校准后的设置无效。标准 5.1.3 适用。

3.4.1.2 校准程序应遵循制造商的书面指导，并应包括：

1）执行校准的指导。

2）验收标准。

3）当获得不满意结果时应采取的措施。

指导

《MT 标准》没有定义监测设备的时间表，这项工作由实验室负责。实验室宜有一个过程来确定设备是否正常工作，能产生可靠的数据。实验室宜确定设备恰当的维护量，建立一个包括维护作业时间表的正式预防性维护计划。如每台仪器的 SOP 中所述，该作业表包括样品分析中使用的所有设备的设置、校准、维修、记录和正常操作。宜确认、控制、管理有缺陷的设备，以确保其不被使用。

宜记录所有设备的预防性维护和维修日期。

以下示例列出各设施 SOP 中定义的设备校准、维护和维修时间表。这不宜被解释为检查表，而只是校准设备时应采取步骤的示例。

离心机

● 在新安装时、定期（如每季度）和维修后进行校准。

● 检查离心机（如使用频闪灯），确保其运行速度正常。离心速度或时间的变化可能会对全血细胞成分分离产生不利影响。

● 用秒表检查计时器。

热循环仪

● 宜定期（或按照制造商规定的频率）检测热循环仪的模块温度，以确保整个模块均匀加热。宜使用已根据标准温度校准的外部探针检测模块温度。所有温度宜在制造商的规格范围内。宜记录每次运行中使用的扩增程序，以进一步验证 PCR 的条件，或记录在实验室的 SOP 中。

实时 PCR 仪

● 配备实时 PCR 仪器，以执行荧光激发和检测，从而在整个 PCR 周期内监控扩增。校准可能特定于该仪器的设计，故可以根据制造商的规范进行。例如，可以使用制造商提供的校准转子校正温度。还宜检查激光性能、对准和安全装置，并校准光学系统。宜每年进行至少一次全面维护服务。

凝胶电泳槽

● 每次使用前宜检查电泳槽，以确保电极和缓冲液罐完好无损，电源电极紧密接触。每次使用后，宜用水冲洗凝胶电泳槽数次。

电源

- 电源宜提供电压和电流读数。宜检查电缆、电极线和电缆连接是否断裂、磨损、腐蚀或松动,必要时应予更换。

层流罩

- 在使用前宜使用紫外线(UV)去污染,并用 10% 的漂白剂、碱金属氢氧化物、其他商品或其他有效的核酸灭活剂进行清洗。
- 宜至少每年根据制造商的建议对层流罩进行监测和验证。

冰箱

- 监控温度,确保试剂未失活(变暖或意外冰冻)。
- 安装一个警报系统,尽早向员工发出设备故障警报。

冷冻柜

- 监控温度,确保冷冻柜在既定温度范围内运行。

微量移液器

- 定期清洁并拧紧微量移液器。
- 定期校准微量移液器。

杂项

- 定期检查分光光度计、光度计和荧光计的预期性能。
- 定期检查计时器。
- 定期用标准砝码检查天平,涵盖其使用范围。

依赖温度的设备

对于 PCR 分析中使用的设备,宜采用以下温度范围:

- 培养箱、水槽和加热模块:方案要求温度 ±0.5℃。
- 冰箱:2℃至 8℃。
- 标准实验室冷冻柜:−18℃或更低。
- 超低温冷冻柜:−70℃或更低。

在使用中的每个工作日,宜监测和记录设备的温度,至少 1 天 1 次。

为避免使用未经校准的设备,良好实验室规范是将设备贴上标签,显示校准状态,校准检查日期和词语 OK,和/或签上员工姓名首字母缩写,以及下一次校准日期。

设备不宜在区域之间共享。用于 PCR 分析的所有设备(如微量移液器、架子、离心机)必须定期用 10% 的漂白剂溶液(或按照制造商的说明所建议)、碱金属氢氧化物或其他商品清洁剂擦拭。这优于使 DNA 交联的紫外线去污法。

3.4.2　调查及跟进

设备故障或失效的调查和跟进应包括:

1) 根据制造商的书面说明或实验室制订的规范,对设备上次运行后提供的产品和服务进行评估。

2) 评估对检测结果以及供者和患者安全性的影响。

3) 确保设备终止使用的步骤。

4) 故障或失效的调查。

5）设备再鉴定的步骤。

6）出现问题时向制造商报告故障或失效的性质。［联邦法规 21CFR 803.30］

第 7 章 "偏离和不符合" 适用。

3.5　警报系统

样品和/或试剂的储存装置应拥有警报系统,并应符合以下标准(标准 5.1.4 适用):

3.5.1　警报应设置为在样品和/或试剂达到不可接受条件之前有足够时间采取适当行动的条件下激活。

> **指导**
> 宜制订一个计划,确保及时做出适当反应,使资源的完整性不受影响。该计划可包括在设备达到不可接受温度时,将样品和试剂转移到可接受设备的说明。

3.5.2　警报激活应立即启动行动、调查和适当纠正措施的过程。

3.6　信息系统

实验室应拥有支持实施和修改与《MT 标准》要求相关的软件、硬件和数据库的过程。标准 5.1.1 适用。这些过程应包括:

1）风险分析、培训、验证、实施和实施后绩效评估。

2）系统维护和操作说明。

3）使用用户可以理解的语言编写的文档。

4）在最终验收前显示和验证所添加或修改数据的系统。

5）说明如何授权和记录对系统的修改。

3.6.1　信息系统记录

应维护以下记录:

1）验证

a）系统软件。

b）硬件。

c）数据库。

d）使用者定义的表格。

e）电子数据传输。

f）电子数据接收。

2）满足内部开发软件的寿命周期要求。

3）系统版本的数字标识(如适用),包括使用的起讫日期。

4）监控关键数据元素的数据完整性。

指导

标准 3.6.1 要求内部开发软件和实验室后续修改的购买软件,具有满足寿命周期要求的详细记录。术语"满足寿命周期要求"是指完成计算机软件开发的一系列阶段,需要经历从产生到废弃的过程。这些阶段由软件开发人员定义,并取决于产品和实验室。

内部开发软件(包括随后修改的购买软件)的典型开发阶段包括:

- 软件管理。
- 确定需求。
- 设计。
- 编码。
- 集成和测试。

软件的典型实施阶段包括:

- 安装。
- 验收测试。
- 运行和支持。
- 维护。

对于将在实施期间或之后进行的修改,宜重新审视开发阶段。在软件的整个寿命周期中,需要保存记录。

3.6.2　实验室应有一个备份系统,在信息系统提供的功能不可用的情况下,允许持续访问临床相关的分子检测数据。应定期检测替代系统。

指导

如果信息系统辅助的功能暂时不可用,"连续运行"并不一定意味着实验室不能关闭。连续运行表示当需要关闭计算机时,可以使用其他方法来保持实验室运行。实验室及其客户的需求将决定实验室关闭的时间。例如,"替代系统"可以是在单个计算机上使用软件程序。只要是能提供连续运行的,无论是手动还是计算机替代系统,宜视情况而定,包括创建工作表,运行自动装置、分析器和其他设备,以及生成报告的能力。

3.6.3　负责管理信息系统的人员应负责遵守规定的要求。

3.6.4　应有支持信息系统管理的过程和程序。

3.6.5　应建立并遵循旨在防止未经授权访问信息系统和电子记录的系统。

第4章

供应商和客户事项

4.0 供应商和客户事项

实验室应制订政策、过程和程序,以评估关键材料和服务的供应商持续满足商定要求的能力。

指导

关键材料和服务的供应商必须经过实验室认证。比如实验室宜对试剂供应商进行资格认证,但不需要对办公材料供应商如此谨慎,因为这些不是关键材料。该标准没有定义哪些材料是关键的,实验室宜评估其运行并做出决定。当证明供应商始终满足实验室要求时,供应商是合格的。

实验室宜为所有关键材料和服务定义适当的标准(特征或功能要求),并保留一份能够满足这些标准的供应商名单。宜向采购申请人提供合格供应商名单的副本。此外,实验室宜制订政策,规定只能从合格供应商处购买材料和服务。实验室宜确定其预期对供应商实施的控制的类型和程度,并确定将用于评估供应商可接受性的标准。

供应商资格的例子包括:

- 由声誉良好的计划颁发的许可证、认证或认可。
- 审查供应商的相关质量文件。
- 审查实验室与供应商的合作经验。
- 联邦或州许可证。
- 现场审查。

一旦供应商合格,实验室宜与供应商建立有效的工作关系和适当的反馈系统(例如,每年1次或每3年1次)。实验室还应该考虑为每个供应商制作一个单独的质量记录。重要的是要记住供应商资格认证并不意味着不需要对实验室过程和程序中使用的、特定关键材料或服务进行验证。

监控与供应商有关的偏离、拒收和投诉也很重要,因为所有这些因素都反映了供应商的绩效。宜记录质量问题、偏离、拒收和投诉,提请供应商和拥有签约权的实验室管理部门注意,并通过制订和实施适当的纠正行动计划加以解决。

有一些实验室是大型企业实体的一部分,采购部门为整个实验室做出采购决策。在这种情况下,建议各部门向拥有签约权的管理部门传授合格供应商的重要性。报告供应商未能达到要求的情况,并记录这些自发行动,将提供证据证明该部门正在努力达到这一标准。在质量体系的管理评审过程中,这些失败将被披露,并可能使该部门在供应商选择和资格认证过程中发挥更大的影响力。

🖋 4.1　供应商资格

在接受协议之前,实验室应评估并参与供应商的选择。

4.1.1　当供应商未能满足规定的要求时,应向拥有签约权的管理层报告。

指导
如果使用外部实验室进行某些分子检测,实验室主任宜从外部实验室获取证据,证明其有资格进行检测。这可能包括州或联邦许可证或专业组织的认证。

4.2　协议

获得或提供产品和服务的协议,或对这些协议的变更应定义供应商和客户的期望,并应反映到协议中。

🖋 4.2.1　协议审查

应审查协议,并根据需要纳入变更。

4.2.2　当使用未经主管当局批准的试剂、方法、技术或设备进行检验时,实验室应制订一个程序,告知客户检验的情况。

🖋 4.3　材料的检查

必要时,应在验收或使用前对来料进行接收、检查和检测。

4.3.1　关键材料应符合规定要求。

第5章

过　程　控　制

5.0　过程控制

实验室应制订政策和经验证的过程和程序,以确保产品和服务的质量。实验室应确保在受控条件下执行这些政策、过程和程序。

5.1　一般要素

🖉 5.1.1　变更控制

实验室应拥有开发新的和更改现有过程的过程和程序。该过程应包括识别规范和验证规范是否得到遵循。实施前应对新的或变更的过程和程序进行验证。

5.1.1.1　实验室应确保新过程或变更过程的实施受到控制。

指导

标准 5.1.1 要求对新的过程和程序进行验证。在开发新过程时,所有受影响部门和工作区域的代表宜参与,以确保计划的活动在每个环境中适合且有效。同样的部门和工作区域宜参与验证。要做到这一点,请严格按照书面要求执行过程和程序,以确认他们按照预期完成了工作。验证确认以下 2 项:

- 关于如何持续开展工作以达到预期结果的计划。
- 作业指导清晰、完整且易于使用。

必须在任何新的过程或程序投入使用之前进行验证,以避免实施有缺陷的计划。即使仔细进行了验证,在实施后仍然可能发现错误和遗漏。如果出现错误,需要立即对工作方式以及相应的过程和程序进行授权且可控的变更。

标准 5.1.1 的目的不是对已经实施多年的过程和程序进行人为的验证。对于这些过程和程序,可接受回顾性验证,包括对历史记录的审查,作为受控过程或程序的书面证据。例如,一个项目多年来一直在进行 DNA 测序,那么该项目的程序和质量控制记录可以提供证据,证明预期结果始终得到实现。建议该计划有一份存档的声明作为验证记录。然而宜注意的是,如果当前过程和程序中的问题已被识别,或者如果没有有效的机制来识别问题,建议在第 5 章"过程控制"中对所有过程和程序进行验证。

需要对第 5 章"过程控制"中的过程和程序进行控制,因为它们与产品和服务的质量直接相关。当过程和程序得到验证,并且经过受训合格员工每次都以相同方式执行时,可确信该项目的受控条件将持续产生预期产品。

5.1.2　能力验证计划

实验室应参加能力验证计划,或验证检测结果的准确性和可靠性,每年 2 次或按照联邦、州或地方法律的要求。当未达到预期结果时,应审查结果,并在适当情况下采取纠正措施。标准 7.3 适用。

5.1.2.1　当外部能力验证计划不可用时,应建立一个系统用于确定检测结果的准确性和可靠性。

指导

能力验证的目的是确保分子检测实验室获得准确可靠的结果。实验室只需测试其所执行并报告检测结果的血型等位基因。用于能力验证的 DNA 样品可以从商品来源或专业组织获得,但其涵盖可能有限。如果没有正式的能力验证计划,或样品涵盖不够,实验室可以与另一个分子实验室交换样品。当抗血清可用时,用于检测的样品宜通过血清学分型进行确认,或者通过第 2 种 DNA 方法进行确认。DNA 结果宜与血清学、第 2 种 DNA 方法结果一致,并且与交换实验室也一致。检测结果宜由实验室主任审核。如果结果不一致,对此样品必须进一步调查,以确定原因,必要时采取纠正措施并记录。不一致的结果并不意味着这 2 个实验室的检测结果不正确,不一致可能来自不同的检测分辨率,或检测方法(如高分辨率与低分辨率)。

5.1.3　运行控制

实验室应制订并维护运行控制政策、过程和程序,以解决以下问题:
1) 与污染风险相关的环境控制和监测。
2) 过程控制。
3) 员工的预防污染培训。
4) 员工着装、工作服和个人防护装备的使用。
5) 材料(包括废物)、设备和工作过程文档在工作区内的移动和储存。
6) 设备或材料的物理和/或时间隔离。
7) 试剂和扩增产物的使用和储存。
8) 工作区或设备的清洁和设置。

指导

理想情况下,分子检测实验室宜设置在多个气压可控房间中,以避免 DNA 制备、PCR 体系配置、DNA 添加以及随后的扩增之间的交叉污染。每个工作区都宜有自己的设备,除了定期校准外,不需要移动到另一个区域。PCR 体系配置区域可配备一个装有紫外灯的洁净柜,以及一个非无霜冰箱和/或冷冻柜,用于储存相关试剂。DNA 宜储存在 PCR 体系配置区域之外,PCR 扩增产物宜保存在另一个区域。在准备 PCR

混合物和添加 DNA 前后,建议使用 10% 漂白剂、碱金属氢氧化物或其他商品清洁剂清洁工作台和洁净柜。宜定期清洁热循环仪孔,以去除灰尘和污垢,使之保持良好的热分布。建议在 PCR 工作中使用气溶胶屏障移液器吸头,并在用后丢弃到废物容器。

每当使用基于 PCR 的技术时,每次运行都需要包括一个以水代替 DNA 的阴性对照。如果阴性对照中存在 PCR 产物,则检测无效。建议使用已知的杂合子 DNA 作为对照品。对于基于阵列的技术,宜至少在每批阵列中检测已知基因型的 DNA 对照品(最好是通过血清学确认的常见血型抗原)。DNA 的制备应避免与其他样品的交叉污染。

实验室人员宜接受针对分子检测实验室的预防措施培训。此类预防措施包括采用单向工作流程,以及在进入新区域前更换实验室外套和手套,以避免污染。可在各个工作区域使用环境拭子采样,并在 PCR 反应中进行检测,以隔离污染源,彻底清洁被识别的污染区。宜提供描述此过程的程序,并对人员进行适当培训。

5.1.3.1　此类措施的有效性应在规定的基础上进行监测和审查。

🖉 5.1.4　质量控制

应制订足够全面的质量控制计划,以确保试剂、设备和方法按预期运行。在适当的情况下,应审查结果并采取纠正措施。

5.1.4.1　当质量控制失败时,应评估检测结果和方法的有效性以及所提供产品或服务的可接受性。

5.1.4.2　质量控制失败应在发布检测结果、产品或服务之前调查。

🖉 5.1.4.3　使用不同方法、仪器或检验场地的实验室应拥有评估所获得检验结果可比性的过程。此操作应每年执行 2 次。

指导

质量控制(QC)计划宜包括所有分析过程,并宜说明如何通过程序整合产生准确有效的检测结果。实验室必须建立并维护书面政策和程序,以实施和监控整个测试过程(分析前、分析中和分析后)所有阶段以及一般实验室系统的质量体系。

QC 计划的要素宜包括:

● **每个试验或测试系统中包含的对照类型**。对照的类型包括制造商提供的和之前测试过的、当地采购的对照。在每次试验中宜包含阳性对照(如适用)和阴性扩增污染对照。报告定量结果的试验可能需要对照来监控测量范围内的性能。

● **每次试验中包含对照的频率**。对照使用的频率必须基于实验室对每次试验的风险评估。评估频率的一般考虑因素包括每次试验之间的变化、新试剂盒的评估、新批次和/或试剂盒运输的评估、存储或检测环境的变化,以及整体检测可靠性。某些对照,如污染对照和扩增对照(如适用)宜包含在每次试验中。

● **在试验运行中放置质控对照**。QC 对照可放置在试验运行的开始、中间或结束时。也可以考虑其他安排,以确保检测质量。

● **质量监控**。宜包括定期审查数据,以检测可能表明系统错误的趋势。

- **解决无效运行和系统性错误**。QC 计划应包括一个程序,该程序概述了以下步骤:①解析从无效对照物的试验运行中获得的结果;②解析通过数据趋势分析检测到的系统性错误。趋势数据可能检测到阳性率的变化,这可能会揭示试验性能的问题。
  - **监测环境条件**。
  - **监测仪器性能**。
  - **监测污染**。其他样品、扩增过程等是潜在的污染源。

5.1.5 材料的使用

实验室使用的所有材料应按照制造商的书面说明,或应拥有使用资格,并应符合规定的要求。[联邦法规 21CFR 606.65(e)]

✎ 5.1.5.1 设施制备的试剂应满足或超过适用标准。

5.1.5.2 当偏离制造商的说明或进行未经许可的检验时,应采用适当的控制措施,以确保检验结果的可靠性。

5.1.5.2.1 阳性和阴性对照应按照实验室政策规定的频率进行。

实验室应制订政策,在阳性和/或阴性对照失败的情况下重复检验。

指导

关于阳性对照品的特征和推荐使用频率的信息,请参见特定检测方法指导(标准5.4)。

5.1.6 识别与跟踪能力

5.1.6.1 实验室应确保样品、关键材料和关键设备的标识和可追溯性。

5.1.6.2 实验室应确保已要求内部或外部测试。要求应包含足够的信息以确认唯一的要求测试的个人。

5.1.6.3 负责标记血液成分的实验室应拥有标记这些血液成分的书面程序。[联邦法规 21CFR 606.121]

FDA 行业指导:红细胞单位的标记使用以前抗原分型结果,2018 年 12 月。

5.1.7 检查

实验室应有一个过程,以确保在设施规定的阶段对样品进行检查,以验证是否满足规定的要求。

✎ 5.1.7.1 最终检查

实验室应有一个过程,以确保在分发、发布或递交之前,完成的检测报告和服务是可接受的。标准 5.5 适用。

5.1.8 搬运、储存、分发和运输

实验室应拥有确保样品处理、储存、分发和运输的过程,以防止损坏和减少变质。

指导

宜建立血液、DNA 样品和 RNA 样品运输的书面程序。包括以下内容：定义每个样品所需要的经批准的包装、运输和运输条件体系，以及监控经批准的包装和运输体系的要求。运输过程中的样品宜随附文件，以便于识别。运输容器宜贴上相应的标签并进行验证，以确保能够保持所需要的温度。

全血样品

血液样品宜使用运输容器通过安全系统运输。血液样品可以在室温下运输，也可以用冰袋冷藏。运输容器宜贴上恰当的标签，并应牢固，防止样品在运输过程中受损。对于国际运输，适用国际航空运输协会关于生物样品运输的额外规定。如果使用融化的冰来达到适当的储存温度，则不宜与血液样品直接接触。

DNA 样品

DNA 可以在干冰冰冻、冷藏或在室温下运输，使用贴有相应标签的运输容器。运输过程中的样品宜随附文件，以便于识别。

RNA 样品

RNA 必须放在干冰上才能保持完好。运输过程中的样品宜随附文件，以便于识别。

用于检测母体血浆中胎儿游离 DNA 的样品

当使用敏感的方法，如实时 PCR 检测母体血浆中胎儿 DNA 时，检测设计必须考虑到母体 DNA 的存在，和成功提取少量胎儿 DNA 的控制。

杂项

口腔拭子或滤纸斑点可以在室温下运输。

5.1.9　隐私和保密

实验室应制订政策，确保分子检测结果是私有和保密的，符合联邦、州和地方法律的相关要求。

5.2　同意和样品采集

实验室应制订样品采集的知情同意、采集、核实以及获取和维护标识记录的政策、过程和程序。

5.2.1　供者同意书

检测应在捐献时获得供者同意和遵循适用法律的前提下进行。

5.2.2　医嘱

应根据适用法律获得医疗保健方提供的检测要求。

指导

分子检测标准委员会知悉,供者知情同意(或许可)作为献血常规的一部分,通常由血液中心工作人员获得。然而,由于公众对使用DNA样品检测的看法,供者知情同意的概念被纳入了《MT标准》。一般来说,血型抗原检测不被视为基因检测,因为它不能预测疾病状态,然而地方和州法律在这方面可能有所不同。分子检测实验室应让机构顾问审查供者签署的文件,并牢记这一点。

必要时实验室主任宜在场,为供者澄清在捐赠过程中向供者提供的有关检测的信息。这可能包括对分子检测意图的解释,在很多情况下是解释分子检测用于确认同一供者或患者的血清学检测结果。

5.2.3 样品采集

收集方法应保持样品的完整性并防止污染。

5.2.3.1 样品应使用带有足够信息的标签进行标识,以便进行唯一标识。

指导

标本类型

血型基因变异体的分子检测,可以使用来自身体任何有核细胞的DNA。使用扩增技术,可以接受极微量的样品。组织来源和标本类型将更多地取决于患者或供者的状态。例如,产前检测可能使用羊水样品、绒毛膜样品或母体循环中的胎儿游离DNA。

标本标识

供者标本容器上至少要贴上供者标识或捐赠编号。

患者标本容器标识宜考虑患者的唯一标识,可以包括以下信息:

- 患者姓名。
- 唯一标识。
- 出生日期。
- 样品采集日期。

样品容器上宜清楚标记患者姓名和患者的唯一标识。在大多数情况下患者姓名是不够的,尽管患者姓名和出生日期的组合通常足以防止识别错误。容器上还可以贴上获取样品的日期、时间(如有意义的话)。

检测申请

检测申请单上所需的信息宜由实验室确定。

实验室宜确认申请单上的所有识别信息与样品标签上的信息一致。

申请单宜随同患者标本,并包含以下1个或多个建议信息:

- 患者姓名。
- 出生日期。
- 性别。
- 种族/民族(如适用)。
- 收集日期。
- 收集时间(对于需要分离RNA的检测,如适用)。

- 样品容器上的唯一标识。
- 样品类型(血液、羊水等)。
- 要求的检测名称以及检测指示。
- 向其发送报告的转诊医生或保健专业人士的姓名和地址。

样品拒收标准

样品和随同的申请必须符合实验室规定的最低要求。建议各实验室制订书面的样品接受或拒收标准,包括但不限于:

- 采集不当。
- 标签不当。
- 处理或运输不当。
- 样品抗凝剂不当。
- 混在一起的证据,包括污染。
- 样品识别不当。
- 样品量不足。

5.3 检测验证

实验室应使用通过验证的方法进行分子检测。

指导

验证是证明程序、过程、系统、设备或方法,按预期工作并达到预期结果的行为(或过程)。验证的组成部分包括质量控制、能力验证、员工能力、仪器校准。

验证是实验室测试的一个要素,旨在确保用于检测的方法达到预期结果(包括LDT 和商品检测试剂盒)。血型分型的分子方法通常是定性分析,在特定的核苷酸位置存在或不存在 DNA 变异。

虽然定性分析只有 2 种结果,但这些结果始终基于定量或半定量数据。定性分析的相应验证宜尽可能多地解决以下参数:

准确性

通过使用已知基因型的样品,与参考方法进行比较来评估准确性。首选血清学方法,但也可以使用核苷酸测序方法。准确度定义为检测结果与可接受参考值之间的接近程度。

再现性

再现性是指当操作条件和操作人员发生变化时,一致性的接近程度。在再现性研究中,宜检查所有潜在的可变性来源。对于任何给定的试验,最常见的变量是操作人员。另一个常见变量是,在给定的一天使用的检测试剂的批次或试剂组合。为了确定试验的再现性,宜建立包括最常见变量的检测策略。一个典型的计划可能包括 3名操作人员在 3 天内分别进行试验,每位操作员使用不同批次的试剂。

敏感性

通过检测一定数量的已知基因型和已知 DNA 浓度的样品来决定敏感性。

特异性

特异性定义为唯一地检测分析物的能力。它也被认为是将目标序列/等位基因/突变与基因组中的其他序列/等位基因/突变加以区分的能力。特异性可以通过检测已知基因型和/或表型的样品来确定。

重复性

重复性是指如果所有检测参数在同一次运行中保持不变,则预期将获得相同的结果。重复性可以通过在一次运行中多次检测同一样品来证明。

验证

验证是评估新方法和/或修改程序产生可靠结果的能力的过程。验证程度部分取决于实验室是否正在实施新方法或技术,是否使用其他分子测试实验室已使用的现有方法添加新测试方法,是否使用实验室已使用的测试方法添加新变体,是否更换新的试剂、试剂盒制造商,或者只是修改当前过程或程序。

验证包括使用新方法和现有实验室方法,采用典型样品进行平行检测;在无法进行实验室内平行检测时,可以检测其他实验室的样品进行比较。为了优化结果,同时也考虑灵活性,验证过程中使用的条件可能略有不同。此类实验将有助于确定产生准确结果的方法的局限性,并大大有助于制订最终程序,该程序将包含在程序手册中。

通过对其他实验室(最好是使用验证技术或方法已经被认可的实验室)已知表型样品进行可比性测试,将有助于建立对该方法准确性和可靠性的信心。在制订样品共享计划时,宜考虑样品的选择。理想的一套样品,将代表被检测位点的常见和罕见等位基因。

验证包括编制 SOP(包括分步法)和质量保证过程。这包括根据书面程序制订的使用新方法的培训计划,并纳入新方法的年度能力评估。

之前由实验室验证的方法的程序变更,只需要内部验证。这种类型的验证是对再现性的内部展示,并定义检测实验室新程序的限制。必须评估准确度和再现性。试剂盒的材料修改还宜包括灵敏度和随机研究,以及修改后的稳定性评估。

🖊 5.3.1　为实施一个检验系统,或检测等位基因或变异体,验证方案应要求分析杂合子和纯合子野生型样品,并在可能时分析一个纯合子变异体样品和一个半合子样品(如适用)。检验结果应显示实验室内的一致性(精确度)以及与其他方法或其他实验室结果的一致性(准确度)。验证方案应界定可接受的结果。

指导

新的(new)检测方法是指:①对当前方法的修改或添加;②该新方法取自其他实验室,但之前该方法已经在红细胞、血小板或中性粒细胞抗原分子检测中得到验证。例如,实验室可能会从 RFLP 方法改为基于阵列的检测。在方法变更中,验证宜包括测试足够数量的样品,以显示与其他或参考方法的一致性。

有许多手段可以确保已建立的检测方法被恰当地引入检测实验室。一个实验室可以将样品与实验室现有方法(如分子方法或血清学方法)进行比较,或是与其他实验室交换样品,来确认新方法的准确性和可靠性。如果发现相互矛盾或不一致的结果,验证方案应予扩大。

5.3.2 为实施新型检测方法,验证方案应要求分析至少 20 个生物检验样品,并在实验室内保持检验结果的一致性。应包括杂合子和纯合子野生型样品,以及一个纯合子变异体样品和一个半合子样品(如适用)。验证方案应界定可接受的结果。

指导

新型(novel)检测方法是指未经同行审查,和/或未经用于红细胞、血小板或中性粒细胞抗原分子检测目的的审查。验证检测宜包括野生型以及携带目标变异体的样品。新型方法的检测结果,宜与已建立的检测方法(如核苷酸测序)进行确认。验证宜包括确定敏感性、特异性、稳定性、检测作用以及局限性研究,还可能包括群体研究。

新型方法的验证方案要求至少分析 20 个生物测试样品,其结果与其他方法一致。如果在最初的 20 个样品中发现矛盾或不一致的结果,验证方案宜扩大。

5.4　特定检测方法

特定的检验方法应确保获得准确的结果。实验室应使用经验证的过程和程序用于 DNA 提取、扩增和检测方法。实验室应拥有证明检验结果可重复的程序。

指导

DNA 提取

● DNA 提取区最主要的担心是交叉污染,在提取区穿戴不可带出实验室的工作服可极大地防止污染。建议使用一次性工作服。处理 DNA、RNA 或 PCR 产物时宜戴手套,离开 DNA 提取区时宜脱下手套。

● 每次使用后,DNA 提取区和仪器宜使用 10% 漂白剂(或按照制造商说明的要求)、碱金属氢氧化物或其他商品清洁剂进行清洁。

● 通过测量 260nm 处的吸光度来确定 DNA 浓度。通过计算 260nm 和 280nm 处吸光度比值来确定样品纯度。理想情况下,260/280nm 的比值应在 1.7~1.9 之间,或按照基因分型试剂盒制造商的规定。也可以将少量 DNA 在含有溴化乙锭的琼脂糖凝胶上电泳,并通过与已知浓度的标准品进行比较来估计其含量。凝胶电泳结果也可以用于检查 DNA 降解,在样品的电泳通道中可见拖尾效应。

● 基因组 DNA 和 PCR 产物可在 2~8℃ ±2℃下储存,长期储存最好放置在零下 15℃或更低温度。宜避免多次冻融。

DNA 扩增

● 用于 DNA 扩增的热循环仪,在使用前宜使用 10% 漂白剂(或按照制造商说明的要求)和/或碱金属氢氧化物或其他商品清洁剂进行清洗,以防止 PCR 产物受到污染。宜进行包含所有试剂(但以水代替 DNA)的无模板阴性对照试验,以检测污染。为了测试扩增 DNA 的能力和检测污染,可以将少量 PCR 产物(扩增子)在含有溴化乙锭的琼脂糖凝胶上做电泳分析,或使用实验室的其他方法。将扩增子尺寸与已知长度的 DNA 标准品进行比较,以确认是否获得特定的扩增片段。在以水替代 DNA 的阴性对照试验中,不应观察到任何扩增产物。

DNA 检测

● 除了不含 DNA 的阴性对照试验外,在每批试验中还宜包含阳性对照。这些对照物可以是从 EBV 转化细胞株提取的基因组 DNA、从受检者制备的基因组 DNA、质粒 DNA 或化学合成的 DNA。为了取得可接受的试验数据,阳性对照试验结果宜与原始分型结果一致,并且试验之间也保持一致。

产前检查(胎儿 DNA)

母体 DNA 样品宜与胎儿样品一起进行试验,以便将胎儿 DNA 结果与母体样品进行比较。

血型抗原的产前检查主要限于当父亲抗原阳性(或不可用时),而母亲被致敏(抗体阳性)的情况下预测胎儿的抗原状态。在输血医学中,这主要涉及检测 *RHD* 基因(有时候是 *K* 基因)的存在与否,用于预测胎儿或新生儿溶血病(hemolytic disease of the fetus or newborn,HDFN)。也用于检查血小板抗原(主要是 HPA-1a 抗原),预测新生儿同种免疫性血小板减少症(neonatal alloimmune thrombocytopenia,NAIT)。

标本类型包括母亲血清,以及经腹部羊膜穿刺术获得的经过培养或未经培养的羊膜细胞。如果提供羊膜细胞检测,实验室必须提供适当的说明,包括羊水样品的体积(mL)或细胞培养瓶的尺寸。

产前检查方法必须考虑被母体细胞污染(maternal cell contamination,MCC)的胎儿标本,对检测方法的影响。这是基于 PCR 试验解释中潜在的错误来源。培养的羊膜细胞可以降低污染水平,因为母亲血细胞通常不会在培养中生长。传统的血型和血小板抗原检测方法,通常不受 MCC 的影响,因为母体样品中的等位基因通常为阴性。这不同于母亲是携带者的遗传病检测,例如在 McLeod 基因产前检测中,母亲是测试目标等位基因的携带者或是阳性。至于干扰胎儿检测结果所要的母体细胞污染量,因检测方法而异。可以进行混合研究以确定该阈值。

5.4.1　一般检测标准

检测标准应纳入检测过程,以确保结果准确。

1) 对于依赖通过片段尺寸精准检测等位基因的系统,每次分析都应进行 DNA 对照检测。

指导

对照 DNA 可以是来自从培养细胞株(如 EBV 转化细胞株或 K562 细胞株)制备的基因组 DNA,也可以从组织供者(匿名供者或实验室工作人员)处获得。宜取得知情同意书。在选择对照 DNA 时要考虑的一个重要标准,是它可以长期地用于实验室,因为每个对照 DNA 都需要验证。

2) 在试验方案要求时,应包含一个不含 DNA 的对照以监测污染。

3) 实验室应制订政策和程序,以评估每个样品的污染和优先扩增。

4) 应防止扩增后产物污染扩增前的材料。

✎ 5.4.2　实验室应有一个方法确保基因型预测算法的版本控制得以维持。

5.5 审查结果

所有结果应在结果发布前由 2 人审查,其中一人应为实验室主任或指定人员。本标准 1.1.1 适用。审查至少应包括关键检测结果,以及记录解释和结论的工作记录,包括计算机生成的解释和报告。

> **指导**
> 实验室主任指定人员也可以对结果进行审查。

5.5.1 实验室应有一个程序用于调查和解决检测过程中发现的不一致。

5.6 报告

实验室应制订政策、过程和程序,以确保在检测完成后及时报告对调查的解释。

> **指导**
> 本标准的目的是确保在符合样品紧迫性的时间范围内提供检测报告。作为一个例子,在收到样品后 10 天内发布患者大部分最终报告被认为是及时的。然而当样品需要额外的复杂试验时,可能需要更长时间。

5.6.1 调查研究解释应包含以下信息[联邦法规 42 CFR 493.1291(c)]:

1) 患者姓名和/或唯一标识符。
2) 样品标识或登记号。
3) 请求送样实验室或医疗机构的名称。
4) 样品来源和采集日期(如有标示)。
5) 结果的最终解释包括红细胞、血小板和中性粒细胞的表型(分子)和/或基因型。
6) 最终书面报告的日期。
7) 实验室识别。
   a) 实验室名称和地址。
   b) 负责报告的人员姓名。
8) 按实验室规定要求被拒收的检测样品的免责声明。

> **指导**
> 建议在最终报告中确认用于产生数据的分子检测方法。血型等位基因的报告宜采用相应专业组织认可的命名法。有关命名法的信息将在 AABB 网站上发布。
> 对每例患者或供者的调查,实验室负责沟通解释检测结果(在适当时链接到唯一标识和样品来源)。这些信息可以用书面或电子形式传递。为了确保分子检测的准确沟通,必须对患者/供者的红细胞、血小板或中性粒细胞的预测表型进行解释。例

如,一名个体可能拥有 *FYB* 基因,表型为 Fy(b-)。额外的分子检测显示存在-67t
> c(GATA)突变,该突变也导致红细胞不表达 Fy^b 抗原。为了预测表型,这 2 种
变异体必须一起解释。在某些情况下,通过表型确认基因型可能是可取的。该报告可
能包括一份免责声明,指出由于存在沉默突变和检测方法的当前监管状态,基因型并
不总是能预测表型。血型基因联盟(Consortium for Blood Group Genes)提供如下示例:

制造商将这些试验标记为 RUO,其性能特征由 XXX 血液中心进行评估。它们尚
未获得美国食品药品管理局的批准。XXX 血液中心根据 1988 年《临床实验室改进
法案》(CLIA)被认证,有资格进行高复杂度的临床试验。这些结果并不是临床诊断
或患者管理决策的唯一手段。在某些情况下,一个人的基因型可能无法反映红细胞
表型。在这些检测中,可能没有发现使基因表达失活的新突变或罕见的新变异等位
基因。

免责声明中的语言示例可以是"此处提供的结果来自实验室规定可接受范围之
外的样品"。

这些结果并不是患者管理决策的唯一手段。在某些情况下,一个人的基因型可
能无法反映红细胞表型,而且并非所有的表现特征都已被确定。在这些检测中,可能
无法识别灭活基因表达的突变,或尚未报告的等位基因突变。

第6章

文件和记录

6.0 文件和记录

实验室应制订政策、过程和程序,以确保文件得到识别、审查、批准和保留,并根据记录保留政策创建、存储和归档记录。

> **指导**
>
> 文件由书面或电子获取的信息组成,这些信息定义了如何完成或完成什么。
>
> 文件的例子包括:
>
> - 政策。
> - 过程。
> - 程序。
> - 表格,即旨在获取结果的文档。表格的控制方式与文档的控制方式相同,旨在获取所需的结果。表格宜包含明确的说明,一旦完成,表格就成为记录。
>
> 文件控制示例包括:
>
> - 实验室表格(空白工作表)宜标明实验室的名称和地点。
> - 每个表格宜有一个标题,以表明其用途;列和行宜标记为指示所包含项目的类型。
> - 更正文件中的错误,使用单线删除书写错误。更正的资料和更正人姓名首字母缩写,或身份标识写在删改处旁边。不宜使用矫正胶带液。
>
> 此外,每个实验室宜确定:①谁将审查文件;②如何审查,包括方式和范围;③批准最终文件的权限级别。同一个人可以同时执行以上功能。

6.1 文件

实验室应拥有文件控制过程,包括以下要素:

6.1.1 文件主列表,包括与《MT 标准》要求相关的政策、过程、程序、标签和表格。

指导

实验室需要维持一份当前政策、过程、程序和表格的总清单。总清单可以是打印的或用电子格式。建议总清单包括以下信息:文件标题、文件持有者、当前版本编号和实施日期。实验室内的不同部门可以对文件进行不同的控制,宜有一个系统将它们联系起来。总清单将是防止使用废弃文件的有效工具。它还可能有助于新员工查找特定文档。

实验室可通过将政策与相关过程、相关程序和相关表格联系起来,组成一份总清单。或是有一份所有政策的综合清单、另一份过程清单、一份程序清单和一份表格清单。无须保持所有政策、过程和程序文本的主手册。

确定控制总清单的个人很重要。通常是各个部门控制总清单,例如部门主管的助理可以控制他/她的计算机上的总清单。其目的是只要过程和程序中定义了文件控制系统,就可以有多个总清单。无论是谁控制总清单,执行管理层都宜有一份所有部门总清单的清单,或者能访问所有部门的总清单。

6.1.2 对所有政策、过程和程序使用经批准的格式。附加程序(如仪器设备操作手册中的程序)可通过引用合并。

指导

为了便于使用,实验室创建的所有文件都必须采用标准格式,其他外部文件可以通过引用合并。文件宜包括目的、材料、所需设备和确定的终点。制造商或其他实验室开发的附加程序(如操作手册中的程序)可通过引用合并,无须采用标准格式。

6.1.3 实验室主任在使用新文件和修订的文件之前对其进行审查和批准。

指导

每个机构宜确定:①谁将审查文件以及如何审查文件,包括方式和范围;②谁将定义批准最终文件的权限级别。同一个人可以同时执行这2项功能。

6.1.4 由授权人员对每项政策、过程和程序进行2年一次的审查。

指导

需要授权个人审查的书面文件,可以通过签署姓名首字母缩写和审查日期来实现。过程和程序可通过流程图记录,年度审核可签署姓名首字母和审核日期记录。审查的电子存档也可以接受。

6.1.5 仅使用现行且有效的文件。应在要求满足《MT标准》的活动的所有地点提供相应文件。

指导

分发清单可能有助于指示新文件或修订文件的发放地点。实验室宜考虑是否存储最新发放文件的复印件或电子文档。电子系统的一个好处是,所有员工都可以随时下载文档。但是只有获得适当安全许可的、经批准的有限人员才能对文档进行更改。

分发修订后文件时,最好提供一份封面,使用下划线或彩色笔标记等方式概述更改的内容,这样员工就不必逐行进行比较。如果分发了勘误表,且员工在纸质副本上进行了更正,则宜使用墨水书写。除非获得授权,否则不得对文件进行书面更改。

6.1.6 识别和归档作废文件。

指导

在分发修订后文件时,废弃的文件必须有标识。本标准中的标识一词并不意味着所有废弃文件都必须加盖印章或标记为作废。相反,该标准要求实验室确定哪些文件(如果有的话)宜归档。本标准旨在删除废弃的文件,以便员工不会无意中使用废弃的过程和程序。如果文件副本是出于历史目的而存档,则宜加盖印章或贴上废弃标签,以表明其状态。宜注明文件终止日期及其废弃原因。宜确认哪些文件是用于存档的,如计算机文件或存档文件的笔记。

6.1.7 以保持数据完整性、防止意外或未经授权的访问、破坏或修改的方式进行文档的存储和传输。

指导

存储文档的目的是以后可以使用它们,例如重新创建过去发生的事件周围的环境。评估人员可能想知道在创建特定记录时使用了哪种程序,以确保遵循了正确的程序。要做到这一点,保留的文件必须保持清晰状态。无论是将纸质文件放入仓库,还是将电子文档存储在计算机硬盘或其他存储介质上,从存储库中检索文档时都必须能够读取这些文档。

正如需要制订安全程序,以防止在使用过程中对文件进行未经授权的修改一样,在存储文件时也必须考虑类似的预防措施。文件难以辨认可能是意外事件,但是文件的存储必须防止意外破坏或修改。

6.2 记录

实验室应确保记录的识别、收集、索引、访问、归档、存储和处置。

指导

记录是一种信息(以书面形式或电子生成的媒介所获得),它提供了开展活动或取得成果的客观证据,如检测记录或评估结果(定义见术语表)。在活动执行并被记录之前,记录是不完整的。

6.2.1　设施记录

记录应完整,可在适当的时期内获取,并防止意外或未经授权的披露、破坏或修改。参考标准 6.2.1A 记录的保留。

6.2.1.1　记录应清晰、无法消除。

6.2.1.2　**副本**

在销毁原始记录之前,实验室应制订一个程序,确保记录副本得到识别。应验证记录副本是否包含原始内容,并且应清晰、完整且易于使用。

参考标准 6.2.1A　记录的保留

项目编号	标准	要维护的记录	最少保留时间 *,†/年
1	1.2.2	质量体系有效性的管理评审	5
2	1.3.1	政策、过程和程序的例外情况	5
3	1.5	实验室主任或代表的变更通知应在 30 天内发出	5
4	1.6	现场测试中断在 30 天内通知	5
5	2.1	当前的工作岗位说明	5
6	2.1.1	执行关键任务人员的资格	5
7	2.1.2	对从事影响质量活动的人员进行培训	5
8	2.1.3	定期对工作人员进行能力评估	5
9	2.1.5	所有员工的人事记录	5
10	2.1.5.1	对于有权执行或审查关键过程的人员,保留签名、姓名首字母或识别码的记录	10
11	3.3	关键设备的唯一标识	5
12	3.4	监测关键设备	5
13	3.6	实施新的或修改过的软件、硬件或数据库,以及修改现有的软件、硬件或数据库	2(系统停止服役后)
14	3.6.1	信息系统软件、硬件、数据库和使用者定义的表格的验证;满足内部开发软件的寿命周期要求;系统版本的数字设计(如适用),包括使用日期;监控关键数据元素的数据完整性	2(系统停止服役后)
15	4.1	评估和参与供应商的选择	5
16	4.2.1	审查协定	5
17	4.3 4.3.1	来料检查	5
18	5.1.1	新过程或变更过程的验证	5
19	5.1.2	参与能力验证计划	5
20	5.1.4	审查试剂、设备和方法的质量控制结果	5
21	5.1.4.3	对测试结果的可比性做 2 次年度审查	5

续表

项目编号	标准	要维护的记录	最少保留时间*,†/年
22	5.1.5.1	设施制备的试剂符合或超过适用标准	5
23	5.1.7.1	在分发、发布或递交前对测试报告进行最终检查	10
24	5.3.1	测试系统的验证研究	10
25	5.3.2	新型检测方法的验证	10
26	5.4.2	基因型预测算法的版本控制	10
27	5.5	由2人审查案例,包括实验室主任或其指定人;审查关键测试结果,审查记录解释、结论、关键计算和案例报告的工作表	10
28	5.5.1	调查和解决不一致的结果	10
29	5.6	调查报告的解释	10
30	6.1.3	新文件和修订文件在使用前的审查和批准	5
31	6.1.4	政策、过程和程序的两年一度审查	5
32	6.1.6	过时文件的归档	5
33	7.1	不符合的产品和服务的评估	5
34	7.3.1	对不符合的能力验证结果进行评估,并采取纠正措施	5
35	7.3.2	参与样品交换计划实验室之间测试结果差异的调查和解决	5
36	7.4	对未能达到能力测试预期绩效标准的实验室人员进行再培训	5
37	8.1	评估结果的管理	5
38	9.1,#4 9.2.3	纠正和预防措施的后续行动的结果	5
39	10.1.1.1.1	警报的调查	5
40	10.1.2	生物、化学和辐射安全监测	5

＊适用的州或地方法律可能超过该期限。
†［联邦法规 21CFR 606.160（d）］

指导

在保留期结束时,当工作表中的信息输入计算机后,原始记录可能会被销毁。在销毁工作表之前,实验室必须确保所有必要的信息都已准确传输。工作表是原始记录,因此在销毁任何原始文件之前,需要验证信息已经被准确传输。实验室宜考虑如何验证信息是否已准确传输。

每个实验室面临的一个事项是,究竟什么是正式记录。有些实验室更喜欢使用硬拷贝作为正式记录。只要在实验室的过程和程序中如此定义,这种做法是可以接受的。在这种情况下工作表将作为正式记录。这些工作表将受到记录保留要求的约束。

在其他实验室,计算机记录也可以作为正式记录。只要在实验室的过程和程序中如此定义,这种做法也是可以接受的。在这种情况下,员工直接将数据输入计算机,而不使用纸张。有些实验室将纸质工作表作为正式副本,尽管这些信息仍被输入计算机系统,它们被计费部门或作为客户记录使用。当计算机记录用作正式记录时,需要记住的问题有:

- 计算机系统的安全性。
- 变更的可追溯性。
- 备份磁带、光盘等。
- 防止掺假。
- 适当的记录保留。

存储介质

记录可能被销毁的另一种情况是,原始记录副本存储在缩微胶片或视频光盘上。这些存储介质是原始记录的精确副本,因此可以根据记录保留要求销毁原始记录并保留缩微胶片/视频光盘。根据使用的存储介质,保留适当的技术以确保将来有读取记录的方法非常重要。

如果该任务是外包的,供应商资格认证可能是满足该要求的一种方法。在审查与存储介质公司的协议时,实验室可以要求该公司确认是否已将完整且适当的记录传输到其他存储介质。

6.2.2　应建立并遵循旨在防止未经授权访问和确保记录保密性的系统。

指导

根据记录的维护方式,系统安全性可能包括定义谁有权访问上锁的办公室和/或文件抽屉,和/或登录计算机时如何分配安全级别。

6.2.3　记录系统应能够追踪任何样品、产品或服务,从其来源到最终处置,并审查适用于特定样品、产品或服务的检测记录的解释。

6.2.4　记录系统应确保以下所有内容的可追溯性:

1) 执行的关键活动。
2) 执行活动的个人。
3) 活动被执行的时间。
4) 取得的结果。
5) 使用的方法。
6) 使用的设备。
7) 使用的关键材料。
8) 执行活动的设施。

指导

实验室可以选择将单个设备与单个样品、供者、患者或产品联系起来。这使该机构能够通过与供者/患者/样品/产品等直接链接进行调查或采取相应行动。然而这样做可能不可行。另一种替代方法是,最低限度地跟踪每天使用的设备。

如果出现一个问题,如设备故障或召回,调查范围会扩大。如果设备没有直接链接,直接识别单个产品或检测可能会更具有挑战性。建议设施的 SOP 定义所用设备以及标准中列出的其他项目需要记录的内容和记录方式。

预计经认证的设施还能够识别设备,并确保设备从采购到最终处置或清除的可追溯性。

6.2.5 应在执行每项关键活动的同时创建记录。

指导

本标准的目的是确保以最准确的方式记录信息,以免注意力分散和时间流逝干扰信息的最佳记录。

6.2.6 对记录的更改

应控制对记录的更改。

指导

不得对记录进行未经授权的更改。因此记录的所有更改都必须受控并可追溯。本标准旨在确保记录的原始信息,即同时记录的信息,在更改后仍能被读取。由于种种原因,包括为工艺改进而可能需要跟踪对记录所作的改变和确定变化趋势,还需要能够了解为什么对某一记录作出了改变、谁作出了改变、何时作出了改变。

6.2.6.1 应记录更改日期和记录更改人的身份,并在原始记录的保留期内维护该信息。

6.2.6.2 记录变更不得掩盖先前记录的信息。

6.2.6.3 应对记录(包括电子记录和修订报告)的更改进行验证,以确保其准确性和完整性。

6.2.7 电子记录

应制订支持电子记录管理的过程和程序。

6.2.7.1 应对所有关键数据进行常规备份。

6.2.7.1.1 备份数据应存储在场外位置。

指导

所有实验室都宜有非现场存储备份。不仅仅是火灾会导致数据和功能的灾难性损失。其他自然灾害也可能会摧毁一栋建筑中的多个部门,如龙卷风、飓风、地震和磁场影响。即使是建筑事故或管道破裂也会导致信息的严重丢失。数据存储可以在物理位置或基于云的位置。在发生自然灾害、恶意软件攻击或与恐怖分子有关的事件时,数据必须安全且可检索。

许多实验室已经为患者档案、管理档案和财务记录提供了非现场存储。宜通过该设施的管理小组,探讨如何使用类似的产品存储设施。场外存储也可以在姐妹设施(如果有)进行,每个设施都存储另一个的备份数据。场外位置还宜满足存储数据级别的所有安全要求,以防止篡改或违反《健康保险可携性和责任法案》(Health Insurance Portability and Accountability Act, HIPAA)中的要求。

场外存储宜满足待存储介质的温度和其他环境要求(如热/冷/湿度、磁场影响和安全性)。

如果由于某种原因,尚未建立场外存储,宜立即进行。此备份数据在灾难恢复期间是必需的,如果需要,场外存储将非常值得付出任何成本。

6.2.7.1.2　应制订程序,以确保数据可检索且可使用。

6.2.8　记录的储存

记录应按以下要求保存:

1) 在整个保留期内保持记录完整性。

2) 防止意外或未经授权的访问、破坏或修改。

3) 允许检索。

6.2.9　销毁记录

销毁记录的方式应保护记录的机密内容。

指导

由于记录和备份数据可能包含受保护的健康信息,销毁记录时可能需要确保所有受保护的信息,不会无意中泄露给未经授权的个人。包含受保护的健康信息的记录必须以某种方式销毁,以防止无意中泄露给未经授权的个人。

第7章

偏离和不符合

7.0　偏离和不符合

实验室应制订政策、过程和程序,以确保识别、评估、调查和监控偏离规定要求或未能满足规定要求的情况。应明确不符合的产品、服务和检验结果发布的评审责任和处置权限。偏离和不符合应按照规定要求报告,并按要求报告给外部机构。[联邦法规 21CFR 606.171 和 21CFR 1271.350]

指导

标准 7.0 要求实验室建立一个过程,以获取、评估、调查和监控偏离要求的事件。偏离、不符合的产品和不良反应,宜被视为不良事件。本标准要求实验室对这些事件采取标准化的处理方法。这些方法宜包括问题识别、调查和分类,数据收集和分析工具的应用。实验室宜有一种方法来跟踪和预测这些事件。

实验室处理偏离和不符合的方法,宜包括问题识别、优先顺序、调查和分类,数据收集,恰当的分析,跟踪和分析这些事件的方法,以及追踪所采取的纠正措施有效性的方法。

未能满足要求将导致不符合。宜认识到,即使在正确遵循和执行过程和程序的情况下,也可能发生不符合。一个示例是对不符合样品的正确检测。

在不被惩罚的氛围中,宜鼓励员工提交错误和事故报告,以培养记录不符合的文化。如果管理层将不符合视为改进过程的机会,而不是惩罚,员工更有可能接受这一概念,并成为数据收集和调查的一个组成部分。

即使不符合看起来很小或微不足道,也宜遵循控制不符合的过程或程序。

以下步骤可能有助于制订管理不符合的方法:

- 识别不符合。
- 创建一份记录。
- 评估其重要性。
- 确定所需的行动。
- 执行操作。
- 记录针对不符合采取的措施。
- 如有必要,将问题告知客户。

✎ 7.1 不符合

一旦发现,应对不符合的产品、服务、检验结果和检验报告进行评估,并确定其处置方法。标准 3.4.2 适用。

7.1.1 实验室应拥有以下过程:

1)对检测结果不符合的样品单位进行隔离、取回和召回的标识和通知。

2)不符合的检验报告和服务的识别和管理。

3)根据需要通知客户和外部机构。

指导

这包括发布经修订的报告,以纠正印刷或内容错误,以及提供额外信息的报告。如果发布了经修订的报告,则宜保留原始报告的副本。

在发现印刷或内容错误的情况下,实验室宜有发布修订报告的过程。根据错误情况,可能需要通过报告本身以外的其他方式联系接收机构。当已知更多信息,或需要向机构报告时,也可发布修订后的报告。无论哪种情况,原始报告都宜与修订后的报告一起保留。

7.1.2 对于不符合规定要求的产品和服务,应防止其因特定的不符合的检验结果而被意外分发。

指导

实验室处理偏离和不符合的方法,宜包括问题识别、优先顺序、调查和分类,数据收集,适当的分析,纠正措施、预防措施以及追踪和分析这些事件的方法。未能满足要求将导致不符合。宜认识到,即使在正确遵循和执行过程和程序的情况下,也可能发生不符合。例如,对不符合样品进行的正确检测。

在不被惩罚的氛围中,宜鼓励员工提交错误和事故报告,以培养记录不符合的实验室文化。如果管理层将不符合视为改进过程的机会,而不是惩罚,员工更有可能接受这一概念,并成为数据收集和调查的一个组成部分。

即使不符合看起来很小或微不足道,也宜遵循控制不符合的过程或程序。

对于不符合样品的处置,可以采取以下措施:

• 拒收并要求重新采集样品。

• 接受并适当披露不符合。

实验室的过程和程序宜规定审查、处理和记录不符合的责任。至少实验室主任宜是这个过程的一个组成部分。重要的是,有权处置不符合样品的个人必须具备相应资格。

如果不符合被确定为导致对预测表型的错误解释,则结果必须召回,并确定结果是否是该类型的唯一迹象。如果确定是肯定的,则必须将潜在的健康危害告知客户。

以下步骤可能有助于制订管理不符合的方法：

- 识别不符合。
- 创建一份记录。
- 评估其重要性。
- 确定所需要的行动。
- 执行操作。
- 记录针对不符合采取的措施。
- 如有必要将问题告知客户。

有时客户会质疑服务、服务交付或检测结果。如果这些问题有价值，实验室宜进行调查，并在可能的情况下重复检测，或建议由另一家经认可的实验室进行检测。如果发现错误，宜将其作为不符合进行管理，并要求采取纠正措施。

7.2　已发布的不符合检验结果和报告

不符合规定要求的检验结果或报告发布后应进行评估，以确定不符合对检验结果质量的影响。如果质量可能受到影响，则应将不符合报告给客户。应按照第 6 章"文件和记录"的要求保存不符合的性质和随后采取的措施（包括使用验收）的记录。

7.3　不符合能力验证结果

当能力验证结果不符合时，实验室应进行评估并采取适当措施。

7.3.1　应根据标准 9.1 调查分级的能力验证计划中的不符合结果，并制订和实施相应的纠正或预防措施计划。

7.3.2　应根据标准 9.1 调查参与样品交换计划的实验室之间测试结果的差异。

7.4　不符合能力评估

当预期的能力测试不满足标准时，实验室应制订一个程序，以确保人员的胜任能力，然后才允许其恢复检测。标准 2.1.3.1 适用。

第8章

内部和外部评估

8.0 内部和外部评估

实验室应有一个过程,以确保计划和实施对运行和质量体系的内部评估,并确保在适当规定的时间间隔内获得外部评估(检查、调查)。

指导

外部评估可从 AABB 或多个不同来源获得。例如,CMS 和美国组织相容性和免疫遗传学协会(American Society for Histocompatibility and Immunogenetics, ASHI),或拥有类似评估项目的组织。内部和外部评估的结果必须由执行管理层审查。

所有评估的结果宜提请活动负责人注意。管理人员负责根据第 9 章"通过纠正和预防措施改进过程"的规定,对每项已识别的不符合项及时实施纠正和预防措施。

宜根据待评估活动的重要性安排内部评估。《MT 标准》没有制订具体的时间表,实验室宜审查其操作,并确定合适的时间表。建议对所有构成质量体系的活动每年评估一次。在质量管理体系实施前的 2~3 年,建议更频繁地评估质量体系,如 3~6 个月。一般来说,宜经常评估关键活动,并经常评估持续存在问题的领域。

评估特定活动的个人,宜独立于活动负责人。然而在一个资源有限的时代,这种独立可能并不总是可能的。因此独立性可能被解释为,来自同一部门的员工评估彼此的工作。

实验室宜确定对特定部门的评估频率,并确定评估时间。确定内部评估人员后,他们需要接受培训。外部的课程提供了一种培训选项,或者更大的机构可以为一组评估员提供内部培训。无论评估是如何进行的,评估培训都宜侧重于质量体系的总体结构、对审计技术的理解以及良好的沟通。评估员宜使用系统方法,而不是依赖于标准问题的可预测清单。评估员可以一次性评估所有部门,也可以制订一个时间表,在一年中一次评估一个部门。实验室的政策、过程和程序宜描述内部评估过程。

✎ 8.1 评估结果的管理

8.1.1 内部和外部评估的结果应由负责被评估区域的人员进行审查。

8.1.2　应采取纠正和/或预防措施,以解决通过内部和外部评估发现的偏离和不符合。

8.1.3　后续行动应核实纠正和预防措施的实施和有效性。

8.1.4　内部和外部评估的结果以及相关的纠正和预防措施应由执行管理层审查。

指导

所有的评估结果都需要提请管理层注意,以供审查和提交给活动负责人。管理人员负责根据第9章"过程改进"的规定,对每项已识别的不符合项及时采取纠正和预防措施。

8.2　质量监控

实验室应拥有定期收集和评估质量指标数据的过程。

指导

执行管理层宜在持续的基础上定义质量目标。宜收集数据以支持质量目标的实现。宜收集质量指标数据并提供给执行管理层,以确保达到质量目标。数据的定期审查宜与相应的质量审查委员会共享。例如,质量审查委员会可以包括血液利用审查委员会和每季度的高级管理人员质量审查会议。

能用作为质量指标的数据,可以包括标准8.2中列出的一些数据。实验室服务质量指标的其他示例可能包括:

- 客户反馈。
- 审计。
- 偏离。
- 例外情况。
- 培训。
- 能力。
- 设备。
- 程序评估。
- 报告结果的周转时间或请求抗原阴性血液的满足率。

第9章

通过纠正和预防措施改进过程

9.0 通过纠正和预防措施改进过程

实验室应制订政策、过程和程序,以收集和分析数据,跟进需要采取纠正和预防措施的问题。

指导

纠正措施是为消除造成现有不符合的原因而进行的活动,而预防措施是为消除潜在的不符合而进行的活动。遵照本章标准,要求实验室识别当前和潜在问题、分别制订纠正和预防措施、收集有关这些措施的数据、分析必要的措施,并在实施后跟进纠正或预防措施,以评估其有效性。

标准第7章"偏离和不符合项"的目标,是控制不符合样品和材料,以防止其被意外检测或使用。第9章"通过纠正和预防措施改进过程"中的标准,要求实验室实施纠正和预防措施计划的过程和程序,以防止不符合再次或首次发生。还需要对这些计划及其实施进行定期管理审查。

对不符合原因的彻底调查,是质量体系的重要组成部分。花费在纠正和预防措施上的时间,宜与问题或潜在问题的严重程度成比例,这样就不会把宝贵的时间花在不必要的问题上。同样,如果出现重大问题,宜分配适当的资源。《MT 标准》未明确规定适当纠正或预防措施的性质、程度或范围,这些措施将由实验室确定。

9.1 纠正措施

实验室应有一个针对与检测报告和检测服务相关的偏离、不符合和投诉的纠正措施过程,包括以下要素:

1）文档。

2）调查原因。

3）确定纠正措施。

4）评估以确保纠正措施已被采纳并有效。

指导

针对已识别的问题采取纠正措施。纠正措施过程和程序宜包括：

- 事件描述，以帮助最好地确定原因，并确定恰当的纠正措施。
- 有效处理不符合报告，以帮助描述事件。
- 调查产品或服务不符合的根本原因。
- 审查当前的过程和程序，并确定是否需要采取纠正措施。
- 启动纠正措施并验证其有效性。

9.2　预防措施

实验室应拥有包括以下要素的预防措施的过程：

9.2.1　审查合适的信息来源，包括评估结果、能力验证结果、质量控制记录、投诉，并汇总数据以检查和分析不符合的潜在原因。

9.2.2　确定处理任何需要采取预防措施的潜在问题所需要的步骤。

9.2.3　采取预防措施并实施控制，以确保其有效性。

指导

对于随时间推移可能成为趋势的微小观察，可采取预防措施。这反映了全系统的问题。虽然预防措施旨在避免潜在问题，但它也可以作为过程改进工具，帮助实验室更有效地运行。

第 10 章

设施和安全

10.0 设施和安全

实验室应制订政策、过程和程序,以确保在工作场所提供安全和合格的环境条件。项目应符合地方、州和联邦法规(如适用)。

指导

将生物安全危害降至最低的行动示例可能包括:

- 为所有可能接触血液的员工接种乙肝疫苗。
- 提供适当的保护屏障(手套、口罩、护目镜、围裙和外罩)。在处理潜在传染性材料时,宜穿戴手套和其他适当的防护服。当有可能飞溅或形成气溶胶时,还宜穿戴附加的防护用品。宜遵循普遍性的预防措施。
- 确保实验室设计、实验室操作、内务管理符合良好生物安全程序。宜确定负责持续监测和生物安全评估的个人(实验室),并宜制订解决问题的过程和程序。
- 为测试和服务提供足够的空间。
- 为所有员工提供年度安全研讨会。
- 如果实验室变更位置,经认证的实验室宜通知 AABB(根据认证计划政策手册 7.3)。

10.1 安全环境

实验室应制订一个过程,以最大限度地降低对员工、供者、志愿者、访客和患者健康和安全的环境相关风险。应提供适当的场所、环境和设备,以维持安全操作。

10.1.1   在储存液氮的地方,应解决特别的危险。

10.1.1.1   配备液氮罐的设施应有监测氧气水平的系统,并设置报警系统,以便在需要采取行动的情况下激活。

✎ 10.1.1.1.1   氧气报警激活后应要求相关人员调查和记录激活报警的状况,并在必要时立即采取纠正措施。

指导

当空气中的氧气含量低于 19.5% 的"缺氧"水平时,就会对健康产生不良影响。在 16% 到 19.5% 之间,出现的症状包括呼吸频率增加、心跳加速、思维障碍和协调能力减弱。

为了更有成效,系统宜在允许条件下立即采取行动,持续监测和激活声音和视觉警报。参照当地主管部门的规定。

🖊 10.1.2　生物、化学和辐射安全

实验室应有一个过程,用于监测生物、化学和辐射安全标准和法规(如适用)的遵守情况。标准 2.1.1 适用。

指导

生物学

生物样品的处理和处置,以及收集这些样品所需要的材料,必须在实验室程序中有所描述。不宜重复使用可能传播传染病的收集设备。如果合适,宜将其丢弃在防穿刺容器中。处置潜在传染源宜符合当地、州和国家法规。

例如,CLIA 法规和欧洲委员会(Council of Europe)指令。另见:美国卫生和公共服务部(US Department of Health and Human Services)的《微生物和生物医学实验室的生物安全》(Biosafety in microbiological and biomedical laboratories,BMBL)(第 5 版,Atlanta,GA:CDC,2009)。

化学

分子检测实验室的试验方案,可能涉及使用有毒或致突变化学品。实验室宜提供每种化学品的材料安全数据表(material safety data sheets,MSDS)或同等资料。下面列出的试剂不包括在内,但它们是这些化学品中最常见和最危险的代表。

在处理这些化学试剂时,需要实验室外套、护目镜、手套,以及合适的过滤式呼吸器。在使用包括电话和计算机在内的设备之前,必须摘下手套,以防止表面交叉污染。

丙烯酰胺:直接接触未聚合的丙烯酰胺,会因吸入或皮肤接触而产生剧毒。被丙烯酰胺、液体或聚合溶液污染的所有一次性器材,宜放置在专门指定的容器中,最终处理宜在受控条件下进行。粉状丙烯酰胺的处理宜包括在封闭区域内使用过滤式呼吸器。

氯仿:该化合物有潜在的健康影响,使用和处理时宜格外小心。接触会刺激皮肤、眼睛和呼吸道;如果吞食、吸入或通过皮肤吸收,可能会致命。氯仿被怀疑是致癌物。

溴化乙啶:摄入溴化乙啶会对健康造成潜在危害。该化合物被认为是诱变剂和致畸剂。所有受污染的器材宜在专门指定的容器中清洗或处理。液体中的溴化乙啶可被固体树脂吸收,然后在指定的专门容器中处理。

盐酸胍:这种化学物质在摄入和皮肤接触的情况下,也是一种潜在的健康危害品,对神经系统有毒。该化学物质被用于自动提取 DNA 的溶液中。

硫氰酸胍:吞食或吸入这种化学物质都是有害的,它可能会刺激皮肤。该物质可能针对神经系统和器官。对水生生物有害,并可能对水生环境造成长期不利影响。不要与次氯酸盐(漂白剂)混合。

苯酚: 吸入、吞咽或通过皮肤吸收可能有毒。由于对中枢神经系统、心脏、血管、肺和肾脏的影响,液体和烟雾宜被认为是非常危险的。

氢氧化钠: 皮肤接触时有危险。具有高度腐蚀性和毒性。直接接触会导致皮肤灼伤。储存在阴凉、干燥、通风的地方。稀释时一定要慢慢加入大量的水。

二甲苯: 这种化学品极易燃烧,宜极其小心处理。反复或长期接触可导致肾脏、肝脏、上呼吸道、皮肤、眼睛和中枢神经系统受损。

放射性物品

在实验室中使用放射性核苷酸需要建立符合有关当局要求的储存、使用和废物处理程序。

10.2　环境监测

实验室应根据相关规范的要求或可能影响结果质量的环境条件进行监测、控制和记录。标准 3.4 适用。

指导

对 DNA 分型结果产生不利影响的主要问题之一,是外源 DNA 的污染。因此宜注意控制污染,包括使用一次性手套、彻底清洁工作区域,以及使用带滤器的移液器吸头进行 PCR。

10.2.1　环境控制

实验室应在物理和/或生物化学屏障隔开的区域分别执行扩增前(上游)和扩增后(下游)程序,以防止核酸污染。

指导

DNA 提取

提取 DNA 的理想地点放置在生物安全 2 级(BSL Ⅱ)区域,可以处理人类血液。提取区域不宜靠近 PCR 前区域或 PCR 后区域。提取的 DNA 样品宜储存在非授权人员不易接近的区域。

PCR 前

• PCR 前区域位于干净区域,房间没有多余通道。建议在洁净柜或其他类型的自封闭装置内进行 PCR 体系配置。在使用前宜使用 10% 漂白剂、碱金属氢氧化物和/或其他商品清洁剂,清洗 PCR 洁净柜的内外部。为了避免随机 DNA 的污染,还建议使用紫外线对该区域进行处理。

• PCR 体系配置所需的小型设备,如旋涡混合器和微型离心机均放置在洁净柜内。在将它们放入柜之前,用 10% 漂白剂、碱金属氢氧化物和/或其他商品清洁剂彻底清洗。这些设备不能与洁净柜内的旋涡混合器和 DNA 样品离心机共享。

• 放置在洁净柜前的工作椅,要有一个塑料罩,或者由容易清洁的乙烯基材料或塑料制成。

- 在将 PCR 板或试管从洁净柜中取出移至添加 DNA 区域之前,在 PCR 板或试管上放置封条或盖子。添加 DNA 区域在使用前,宜用 10% 漂白剂、碱金属氢氧化物和/或其他商品清洁剂清洗。

- 实验室外套会将污染物带入洁净柜和工作椅。理想的办法是每天或每几天废弃一次性实验室外套。处理得越频繁,污染的可能性就越小。

PCR 后

- PCR 后区域和 PCR 前区域要分开。台面和设备在使用前和/或每次使用后进行清洁和去污染处理。

一般性建议

- 如果任何液体沾到手套和/或一次性实验外套表面,予以更换。

- 定期将 PCR 管架和试剂管架浸泡在 10% 漂白剂、碱金属氢氧化物和/或其他商品清洁剂中清洗。10% 的漂白水溶液宜每天配制新鲜溶液,因为浓度会随着时间的推移而降低。

监测控制

- 如果试验显示出污染迹象,则宜进行环境检查,以确定某个区域是否受到污染。宜采取适当的去污染措施。

国际亚太血型与基因组学协会简介

　　国际亚太血型与基因组学协会,英文名称为 International Association of Asia-Pacific Blood Types and Genomics,简称 IAABG。2018 年 4 月 25 日,在扬州举行成立大会,来自 20 多个国家和地区的约一千名专家参加了此会,包括中国、美国、英国、瑞典、法国、瑞士、日本、伊朗、墨西哥、罗马尼亚、奥地利等。

　　IAABG 是由从事免疫血液学、血型基因组学和分子生物学的研究机构、企业单位、专业技术和研究人员、学者及管理人员共同参与的国际性、非营利性行业学术组织。

　　IAABG 的宗旨是团结和组织各国家及地区的免疫血液学、血型基因组学和分子生物学工作者,联合国内外科研院所、医疗卫生机构,通过产学研合作,推动输血及相关产业向精准诊断、精准用药、精准治疗、精准输血方向发展,为世界各国及地区人民的健康服务。

　　IAABG 主办英文期刊 *Blood and Genomics*(ISSN 2707-8957),为全球研究人员和临床医生提供血液病、输血医学及血液基因组学等方面研究的重要信息。

国际亚太血型与基因组学协会

2022 年 6 月 8 日

术　语

保养:保持现状;维护或保留;保持有效状态。

备份:包含计算机资料复制本的数字资料存储介质(磁带、光盘、CD 等)。

变更控制:修订政策、过程或程序的结构化方法,包括硬件或软件设计、组织和过渡计划,包括对所有相关文件的修订。

标签:贴在一份血液、血液成分、组织或检测样品上用于识别的文字。

标签信息:产品所需或选择的信息,可能包括内容、标识、过程描述、储存要求、有效期、警告声明或使用说明。

标准:一组规定的要求,设施可根据这些要求对所提供的产品、部件和/或服务制定标准。

标准操作程序:执行技术、方法或任务的经过批准的现行书面说明。

表型:通过分子和/或血清学方法确定的血型抗原的表达或缺失。

不符合:未能满足要求。

不良事件:供者或患者的并发症。与捐赠、输血、诊断或治疗程序相关的不良事件可能会发生。

材料:用于提供最终产品或服务的过程或程序中的货物或供给品。注:试剂是一种材料。

参考标准:AABB 界定的规定要求(见规定要求)。参考标准比质量体系要求更详细。

产品:过程或程序的有形结果。

程序:通常由一个人根据指示执行的一系列任务。

纯合子:在不同染色体上的同一个等位基因的 2 个拷贝。

单核苷酸变异体(SNV):单核苷酸的序列变异。

等位基因:一个基因座位上的基因或核酸序列的另一种形式。

等位基因特异性寡核苷酸(ASO):一种长度较短的核酸探针,与一个或多个等位基因互补,常用于检测核苷酸变异。

法规:联邦、州或地方当局为实施立法机构颁布的法律而颁布的规则。

分析物:被分析的物质或化学成分。

分子检测:分子检测在《MT 标准》中被定义为核酸分析,以确定血型等位基因和表型。

服务:导致产生产品或结果的一个行为。

符合性:满足要求。要求可能由客户、实践标准、监管机构或法律定义。

隔离(动词):将不合格或不符合的材料或产品隔离在一个明确标记区域,以便它们不会被意外地用于下游过程。

供应商:提供所需材料或服务的一个实体。

供应商资格:旨在确保从供应商处获得的材料、产品和服务符合规定要求的评估方法。

顾客:产品或服务的接受者。客户可以是内部的,即同一机构内的另一个部门;也可以是外部的,即另一个机构。

寡核苷酸:见探针和引物。

关键设备/材料/服务/供给/任务:可能影响工厂产品或服务质量的一个设备、材料、服务或任务。

过程:完成某个工作目标的一组相关任务和活动。

过程控制:为了产生可预测的输出而对过程进行标准化和指导的努力。

合规性:符合性。

合同:协议。

合同评审:协议评审。

基因检测:为诊断或生殖决定(如胎儿和新生儿溶血病)而对患者进行的检测。

基因筛查:为输血或移植的目的,对供者、供者群、部分群体或患者进行的检测。

基因型:一个或一组生物体的遗传组成,涉及单个性状、一组性状或一整套性状;建立在 DNA 水平上的一个或一组特异性等位基因的组合。

记录(动词):通过书写或电子媒体获取信息以用于记录。

记录(名词):以书面形式获取或通过电子媒体生成的信息,提供已执行活动或已实现结果的客观证据,如检测记录或审计结果。在活动已被执行并写入文档之后才存在记录。

检查:测量、审查或检测产品或服务的一个或多个特性,并将结果与特定要求进行比较。

建立:定义、记录和实施。

纠正措施:为消除现有不符合或其他不良情况的原因以防止再次发生而进行的活动。

聚合酶链反应(PCR):一种酶促 DNA 扩增方法,利用一对寡核苷酸引物形成短双链 DNA 区域,作为 DNA 聚合酶催化复制的起始点。这涉及连续重复的加热、冷却循环,以实现目标序列的变性、退火和延伸。

可追溯性:通过记录的标识跟踪产品或服务历史的能力。

控制:用于质量控制过程的材料。

扩增:通常使用聚合酶链反应(PCR)方法在体外对目标核酸进行酶促复制。

扩增子:通过聚合酶对遗传目标序列进行扩增而产生的 DNA 片段,亦被称为 PCR 产物。

灵敏度:正确识别的实际阳性的比例。

能力:一个人根据程序执行特定任务的能力。

能力测试:根据程序执行特定任务并获得预期结果的能力评估。

能力验证:实验室检验结果的结构化评估,包括过程、程序、设备、材料和人员的适用性。

偏离:偏离政策、过程、程序、适用法规、标准或规格。

评估:确定实际活动是否符合计划、是否有效实施并实现目标的系统性检查。评估通常包括实际结果与预期结果的比较。评估类型包括外部评估、内部评估、同行评审和自我评估。

热循环仪:一种可编程的实验室仪器,用于通过聚合酶链反应扩增 DNA 片段。

设备:过程或程序中使用的耐用物品,如实验室仪器、分析仪、计算机系统和设备。

设施:一个组织,或该组织内的一个地点或作业区;由 AABB 评估并接受 AABB 特定活动认证的实体。

审计:评估。

试剂:用于执行试验程序的物质。由于其生物或化学活性而被使用的物质(如用于检测或测量某个成分,或用于制备某种产品)。

探针:一种已知的单链核酸序列,用于识别带有互补序列的特异性 DNA 或 RNA 分子。探针通常带有化学标记,以便于检测目标序列。

特定要求:对产品或服务的期望。客户、监管机构(如 FDA)、行业标准或认证机构(如 AABB)定义的特定要求。

特异性:正确识别阴性的比例。

退火:2 条互补核酸链的杂交,如探针与目标 DNA 的杂交。

文件(名词):作为组织职能和工作指导基础的书面或电子信息。文件包括质量手册、政策、过程、程序、标签和表格。文件与记录不同。

污染控制:一种除了 DNA 被水取代的包含所有试剂的测试。

限制酶:一种核酸内切酶;在特定核苷酸序列上切割双链 DNA 的细菌酶。

限制性片段长度多态性(RFLP):与存在或缺失特定限制性内切酶切割位点相关的 DNA 变异体(先前称为多态性)。

校准:根据已知标准设置或校准测量设备。

协议:双方或多方之间的合同、订单或谅解,诸如设施与其客户之间的合同、订单或谅解。

协议评审:在最终协议确定之前供应商进行的系统性活动,以确保要求得到充分定义、无歧义、记录在案并可由供应商实现。

新的(new)检测方法:与新型(novel)检测方法相反,新的检测方法是对经同行评审的用于分子检测现有技术的更改或添加。

新型(novel)检测方法:一种未经同行评审的分子检测方法。它可能包括为其他目的经同行评审的一个程序,或是为其他目的未经同行评审的一种方法。

行政领导:设施内的最高级别人员,包括员工和独立承包商,负责设施的运营,有权建立或更改质量管理体系。设施或项目领导可以是个人或一个委员会。

血型:存在于红细胞上的抗原决定簇。就《MT 标准》而言,血型包括血小板和中性粒细胞抗原。

严格性:确保最佳识别等位基因的检测参数。

验证:建立证据,证明用户在其环境中执行的过程将始终符合预定规范。

阳性对照:含有目标等位基因的样品。

样品(名词):可从中提取 DNA 或 RNA 的生物材料。

野生型:人群中最常见的等位基因,通常为参考等位基因。

阴性对照:没有目标等位基因的样品。

引物:已知的单链核酸序列,与目标核酸互补,用于启动 PCR。

应(shall):用于表示要求的术语。

预防措施:为降低不符合或其他不良情况可能性而开展的活动。

杂交:通过氢键形成核酸互补链的碱基配对;探针与特定核酸序列或扩增产物的结合。

再现性:在运行条件或运营商变化情况下测试结果的一致性。

阵列:一种检测系统,使用一组放置在固体基质特定位置上的标记,以确定等位基因的存在。

政策:指导当前和未来决策的成文的一般原则。

指南:有文件记录的建议。

质量:影响产品或服务满足能力要求的一些特性,包括在协议审查期间定义的特性。

质量管理:一个机构的管理层制定质量方针、目标、责任,以及实施涉及决定和达到质量的一些活动。

质量控制:对材料和设备进行常规检测,以确保其功能正常。

质量体系:执行管理层为实现质量方针而建立的组织结构、职责、政策、过程、程序和资源。

质量职能:组织指定人员管理批准的质量体系的活动。

质量指标数据:可收集并用于确定一个机构是否达到最高管理者在其质量方针中定义的质量目标的信息。指标是通过与这些质量意图相关的移动或回归数据来衡量的。用于监控质量指标的数据可以由单一或多个来源数据组成,只要清楚这些数据将如何结合起来定义指标。

重复性:如果所有检测参数在同一次运行中保持不变,则预期将获得相同的结果。

注:目标核酸与探针的杂交作用可在溶液中进行,亦可在结合目标核酸或探针的固体载体上进行,诸如微量滴定板或玻璃珠。

追踪:从头到尾追踪过程或程序的所有步骤。

资格:就个人而言,资格是指个人的教育、培训和经验,这些是满足某个职位要求所必需的;对于设备,是验证能否满足完成预期任务所需要的特定品质。

组织:拥有自身职能和管理执行人员的机构或其一部分。

组织结构:组织履行其职能所需的职责、权限和关系。

座位:染色体的特定区域,又被称为位点。

缩 写 词

缩写	英文名称	中文名称
ABHI	American Board of Histocompatibility and Immunogenetics	美国组织相容性和免疫遗传学委员会
ACD	acid-citrate-dextrose	枸橼酸葡萄糖溶液
AIHA	autoimmune hemolytic anemia	自身免疫性溶血性贫血
ANVISA	Agencia Nacional de Vigilancia Sanitaria	国家卫生监督局
ASCP	American Society for Clinical Pathology	美国临床病理学会
ASHI	American Society for Histocompatibility and Immunogenetics	美国组织相容性和免疫遗传学协会
ASO	allele-specific oligonucleotide	等位基因特异性寡核苷酸
AS-PCR	allele-specific PCR	等位基因特异性 PCR
BECS	the blood establishment computer system	血液机构计算机系统
cDNA	complementary DNA	互补 DNA
CE	Conformité Européenne(European Conformity)	欧盟一致性
cffDNA	cell-free fetal DNA	胎儿游离 DNA
CFR	Code of Federal Regulations(USA)	联邦法规(美国)
CHS	Certified Histocompatibility Specialist	认证的组织相容性专家
CLIA	Clinical Laboratory Improvement Amendment(USA)	临床实验室改进修正案(美国)
CMS	Center for Medicare and Medicaid Services	医疗保险和医疗扶助服务中心
CVS	chorionic villus sample	绒毛样标本
DAT	direct antiglobulin test	直接抗球蛋白试验
dbSNP	Single Nucleotide Polymorphism database	单核苷酸多态性数据库
dCTP	deoxycytidine triphosphate	脱氧胞苷三磷酸
ddNTP	dideoxyribonucleoside triphosphate	双脱氧核苷三磷酸

缩写	英文名称	中文名称
DNA	deoxyribonucleic acid	脱氧核糖核酸
dNTP	deoxyribonucleoside triphosphate	脱氧核苷三磷酸
DQS	Donor Quick Screen	供者快速筛查
DTT	dithiothreitol	二硫苏糖醇
EBV	Epstein-Barr virus	EB 病毒
FDA	Food and Drug Administration	食品药品管理局
fs	frame shift	移码
gDNA	genomic DNA	基因组 DNA
HDFN	hemolytic disease of the fetus and newborn	胎儿和新生儿溶血病
HDFN	hemolytic disease of the fetus or newborn	胎儿或新生儿溶血病
HEA	human erythrocyte antigen	人类红细胞抗原
HGVS	Human Genome Variation Society	人类基因组变异学会
HIPAA	Health Insurance Portability and Accountability Act(USA)	健康保险可携性和责任法案(美国)
HNA	human neutrophil antigen	人类中性粒细胞抗原
HPA	human platelet antigen	人类血小板抗原
IAT	indirect antiglobulin test	间接抗球蛋白试验
IATA	International Air Transport Association	国际航空运输协会
indels	insertion/deletion	插入/缺失
ISBT	International Society of Blood Transfusion	国际输血协会
IVD	in-vitro diagnostic	体外诊断
LAD Ⅱ	leukocyte adhesion deficiency type 2	白细胞黏附缺陷症 Ⅱ 型
LDT	laboratory-developed test	实验室开发的检测
long-range PCR	long-range polymerase chain reaction	长片段聚合酶链反应
MB	Molecular Biology	分子生物学
MCC	maternal cell contamination	母体细胞污染
MPS	massively parallel sequencing	大规模平行测序

缩写	英文名称	中文名称
mRNA	messenger RNA	信使 RNA
NACES	National Association of Credentials Evaluation Services	国家证书评估服务协会
NAIT	neonatal alloimmune thrombocytopenia	新生儿同种免疫性血小板减少症
NCBI	National Center for Biotechnology Information	国家生物技术信息中心
NGS	next-generation sequencing	下一代测序
OSHA	Occupational Safety and Health Administration（USA）	职业安全与健康管理局（美国）
PCR	polymerase chain reaction	聚合酶链反应
PEG	polyethylene glycol	聚乙二醇
PV	possible variant	可能的变体
RBC	Red Blood Cell	红细胞
RFLP	restriction fragment length polymorphism	限制性片段长度多态性
RhAG	Rh-associated glycoprotein	Rh 相关糖蛋白
RhIG	Rh Immune Globulin	Rh 免疫球蛋白
RNA	ribonucleic acid	核糖核酸
RT	reverse transcriptase	逆转录酶
RT-PCR	reverse transcription PCR	逆转录聚合酶链反应
RUO	research-use-only	仅供研究使用
SAP	shrimp alkaline phosphatase	虾碱性磷酸酶
SA-PE	streptavidin-phycoerythrin	链霉亲和素-藻红蛋白
SBB	Specialist in Blood Banking	血库专家
SCD	sickle cell disease	镰状细胞病
SNP	single nucleotide polymorphism	单核苷酸多态性
SNV	single nucleotide variant	单核苷酸变异
SOP	standard operating procedure	标准操作程序
SSO	sequence-specific oligonucleotide	序列特异性寡聚核苷酸
SS-PCR	sequence-specific PCR	序列特异性 PCR
STR	short tandem repeat	短串联重复序列
UN	unknown	未知

缩写	英文名称	中文名称
UNK	unknown	未知
UNX	unknown	未知
UV	ultraviolet	紫外线
WHO	World Health Organization	世界卫生组织

索　引

183

读 者 反 馈

　　鉴于时间仓促,学识和能力有限,本译稿难免有疏漏之处,还请广大读者批评指正。请通过邮箱联系提供反馈信息:charlesgaohj@163.com。

　　考虑到本书中标准相关内容的稳定性和定期更新特征,可联系获取本出版物的相关资料,包括勘误、内容更新和新版预告。

　　读者也可关注"输血医学出版物"微信公众号,获取相关信息。